事例とワークで深める

精神科看護倫理実践テキスト

編集
一般社団法人日本精神科看護協会

看護の質を高め、より適切なケアにつなげる

中央法規

はじめに

「精神障害にも対応した地域包括ケアシステム」の構築では、精神疾患の有無や程度にかかわらず、誰もが安心して暮らすことができる地域づくりをめざしています。私たち、精神科医療に従事する看護職には、精神科医療を必要とする人々がいつでも安心して利用できる医療・看護体制をつくることが求められています。

一般社団法人日本精神科看護協会は、精神科看護を次のように定義しています。

精神科看護とは、精神的健康について援助を必要としている人々に対し、個人の尊厳と権利擁護を基本理念として、専門的知識と技術を用い、自律性の回復を通して、その人らしい生活ができるよう支援することである。

私たちは、精神科看護実践のいかなる場面においても、対象者個人の尊厳と権利擁護を第一に考えて行動することが求められます。そのため看護職には、高い職業倫理をもって判断・行動することと、日頃から倫理的意識の向上に努め、倫理的行動をとることができるように努力する責務があります。

また、対象者の自律性の回復と、その人らしい生活ができるように支援するためには、まず対象者の理解を深めることが重要であり、「リカバリー」の視点を反映した理解が大切になってきます。近年では、対象者の尊厳と人権を尊重する支援モデルとして「パーソナル・リカバリー」の概念が重要視されています。パーソナル・リカバリーは、精神疾患や精神障害のある人が希望する人生の到達をめざすプロセスであり、その到達を支援することは看護職の大切な役割になっています。

このように対象者の尊厳・権利と希望（意思）を尊重するために、私たちは改めて精神科看護職の倫理と看護ケア実践との関係について理解を深める必要があります。そのことは、精神科医療機関における患者虐待等の倫理的課題に向き合うことでもあり、患者虐待防止に向けた看護実践を考えることにもつながります。

しかしながら、日々の看護実践においてどのような対応に倫理的課題がはらんでいるのか、自分自身ではなかなか気づきにくい側面があります。看護職の何気ない声かけや対応が、もしかすると対象者の尊厳を傷つけているかもしれません。それはすべての看護職にとっていえることです。精神科看護職の倫理は、一部の看護職と一部の病院だけの課題ではなく、全国の精神科看護職の課題として向き合う必要があります。

そこで本書は、精神科看護に従事する新人からベテランまで、すべての看護職に役立てていただける内容にしています。また、本書の活用は、個人学習だけでなく、病院内での勉強会、日本精神科看護協会の本部・支部等の団体が主催する研修会においても活用していただくことができる内容になっています。さらに、精神看護学を学ぶ看護学生の学習にも役立つように、イラストも多く活用して倫理をわかりやすく解説しています。

「第1部　精神科看護の定義と役割」では、日本精神科看護協会が定めた精神科看護の定義と精神科看護の役割について解説しています。倫理について考えていただく前に、改めて精神科看護の目的と役割について理解を深めることができるようにしました。「第2部　「精神科看護職の倫理綱領」を理解しよう」では、2021年に改正した「精神科看護職の倫理綱領」の

12の倫理指針について、身近なケースを通じて理解を深めることができるような解説を収載しています。「第3部 事例からわかる精神科看護の倫理」では、精神科医療機関で遭遇するモヤモヤ（倫理的ジレンマ）ケースを40場面取り上げて掲載しました。ケースは多くの看護職が日頃の看護実践において経験するような場面ばかりです。倫理は難しいと思われがちですが、身近な場面を通して理解を深めていただけるように工夫しました。そして、「第4部 倫理観を養うために」では、日本精神科看護協会が作成した「モヤモヤMEMO」の活用方法と、虐待防止および倫理意識の向上に向けた組織全体での取り組みについて紹介しています。本書が、全国の精神科看護職並びに看護部・病院の倫理教育に役立てていただけることを願っています。

　最後になりますが、ご多用のなか本書の執筆にご協力いただいた皆様に厚く御礼申し上げます。また、本書を短期間で発行するために多大なご尽力をいただいた、中央法規出版の塚田太郎氏をはじめ関係者の皆様に深く感謝申し上げます。

一般社団法人日本精神科看護協会

会長　吉川隆博

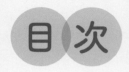

第4部　倫理観を養うために

第①部

精神科看護の定義と役割

1 精神科看護の定義

　「精神科看護とは、精神的健康について援助を必要としている人々に対し、個人の尊厳と権利擁護を基本理念として、専門的知識と技術を用い、自律性の回復を通して、その人らしい生活ができるよう支援すること」です。これは、一般社団法人日本精神科看護協会が定義しているものであり、この定義は次の3つを骨子としています。

> ❶精神科看護の対象
> ❷個人の尊厳と権利擁護
> ❸自律性の回復とその人らしい生活

　以下、この定義の理解を助けるために日本精神科看護協会がまとめている骨子の解説を参照しながら、定義の内容について紹介します。

①精神科看護の対象

　精神科看護は、精神的健康について援助を必要としている人々を対象としています。精神的健康とは、単に精神疾患に起因するものだけではなく、人々が生きる過程で直面する多様なこころの問題を含んでいます。つまり、精神科看護師には、精神疾患を有する人々にとどまらず、すべての人々を対象とする幅広い支援活動が求められているのです。

　精神医療を取り巻く社会的環境は、入院医療主体から地域を拠点とした地域生活支援へと変化してきました。また、日々、精神保健への関心が高まる社会情勢のなかで、個人がこころの健康を保とうとするニーズも顕在化しつつあります。

　このような社会的環境の変化を受け、精神科看護師には、疾病の予防や治療に限らず、こころの健康を保持・増進する活動に積極的に参加し、精神保健福祉の向上に寄与しなければならない社会的責務があるのです。

②個人の尊厳と権利擁護

　生命・自由・幸福の追求は、日本国憲法で定められた国民の権利であり、人間がもつ根源的かつ普遍的な願いです。しかしながら、我が国の精神障がい者の処遇をめぐる歴史的経緯を概観すると、人権が尊重されてきたとは言いがたい状況が散見されます。精神科看護師は、この歴史的経緯を重く受け止め、対象となる人々の生命、人格に対する深い尊厳とともに、高い職業倫理をもって判断し、行動しなければなりません。

　精神障がい者をめぐる法整備は、精神衛生法から精神保健法、さらに精神保健及び精神障害者福祉に関する法律（精神保健福祉法）へと変遷し、対象者主体の医療がすすめられています。精神科看護師は、精神保健福祉法に規定された精神医療の特性を踏まえ、良質な医療を提供するために、治療上必要な行動制限に対しては、十分な説明のもとに、可能な限り対象となる人の同意を求めながら、必要最小限となるように専門的知識や技術をもって応えなければなりません。

③自律性の回復とその人らしい生活

　前述したように、精神科看護の対象は、精神的健康について援助を必要としているすべての人々です。対象者にとっての「自律性の回復」とは、対象となる人自らが、思考・判断・行動することを通して、自身のより良い生き方を見出すことを指しています。

　また、精神科看護は、対象者自ら精神的健康について考え、より良い生き方を見出せるように支援していくことを目的としています。人は誰しも固有の生活史と生活環境を有し、個別性をもって生きており、その人らしさは、その人自身の自律性の回復をもとに実現可能となるものです。そのため、精神科看護師は、患者—看護師関係を基盤に対象の個別性を尊重し、自律性の回復に向けて支援しなければなりません。

② 精神科看護の役割とは

　看護とは、人間に元来備わっている自然治癒力が弱まったり、心身の問題について修復する力が低下したり、自身で欲求を充足することができなくなったりしたときに、その対象者の回復や必要な選択を補うための一連の相互作用ともいえます。

　特に精神科看護においては、対象者のセルフケア活動が一時的に低下しているだけでなく、精神障害によって恒久的に低下している状況もみられるため、患者さんとの関係性を育み、継続していくことは看護師の責務です。精神科看護では、対象者のセルフケア活動をどのように補えばよいかを考え、必要な看護を導き出すためにも、患者―看護師関係の形成が欠かせないといった特徴があります。

　患者さんと看護師の関係は本質的に専門的な援助関係で、その関係は患者さんのために確立するものであり、患者さんの健康回復という利益を守るために構築されます。この関係性においての利益は、一方的に患者さんの側にあるものであって、看護師が自分のためにそのなかから何かを得ようとする社交的な関係や友人的なかかわりではありません。

　精神科看護師は、患者さんの健康上の課題などの解決に向けて目標指向性をもち、共感性をもって、患者さんに必要な看護援助を継続する責任を負っています。しかし、精神科看護の対象となる患者さんは、病識や治療・ケアの必要性の認識が乏しいことなどによって、看護援助に対して両価的な反応を呈することも少なくありません。

　そのため、継続的に適切な看護を提供するためには、知識・技術・対応能力・ストレスコントロールなどの専門的技術が要求されます（図1）。その専門的技術の基軸になるものが、精神科看護師の基準となる考え方（倫理観）なのです。

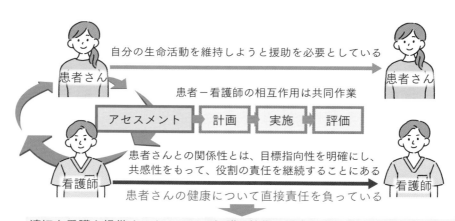

自分の生命活動を維持しようと援助を必要としている

患者さん

患者さん

患者－看護師の相互作用は共同作業

アセスメント → 計画 → 実施 → 評価

患者さんとの関係性とは、目標指向性を明確にし、共感性をもって、役割の責任を継続することにある

看護師

看護師

患者さんの健康について直接責任を負っている

適切な看護を提供するためには、知識・技術・対応能力・ストレスコントロールなどの専門的技術が要求される（倫理観は、この専門的技術の基軸になる）

図1 看護師の専門性と倫理観

第②部

「精神科看護職の倫理綱領」を
理解しよう

①　精神科看護職の倫理綱領とは

日本精神科看護協会では 2004 年に「精神科看護倫理綱領」を定め、活動してきましたが、精神科看護師の倫理的課題の解決に向けた取り組みをさらに推進するために、2021 年にこれを改正し、「精神科看護職の倫理綱領」を新たに定めました。

①倫理綱領の構成

「精神科看護職の倫理綱領」は、前文と本文（倫理指針と解説）から構成されています。

▶ 精神科看護職の倫理綱領

＜前文＞

精神科看護職（※1）は、精神的健康について援助を必要としているすべての人々を対象として、精神科看護の専門的知識と技術を活用し、自律性の回復と、その人らしい生活を営めるよう支援することをめざす。この援助・支援は、個人の尊厳と権利擁護を理念として行われなければならない。

また、精神科看護では、精神的健康の保持・増進を図るほか、精神疾患の早期発見・早期介入と健康回復、精神疾患の治療およびリハビリテーション、精神障害をもつ人が地域で安心して安全に暮らすための生活支援、精神障害に関する啓発活動等を行うことを通して、社会に貢献することも求められている。

精神科看護は、このような多様な領域での実践や研究を基盤に政策提言を行うことで、すべての人々の精神保健の充実、向上に寄与するものでなければならない。

人（※2）は本来、生命、自由および幸福追求に対する権利、その他の人権を有し、個人として尊重されるべき存在であり、障害や疾病、文化的背景・価値観・信条等により制約を受けることなく、敬意がこめられた看護を受ける権利がある。

しかし、精神科医療では、非自発的入院や、隔離・身体拘束などの行動制限が法律に規定されていることからもわかる通り、人権の制限を行わざるを得ない状況が生じる場合もある。そのため、精神科看護職は、安心・安全な医療の提供や医療の質を保障することに加えて、対象となる人々を個人として尊重し、治療・看護のあらゆる局面においてアドボケイト（※3）としての役割を担わなければならないという強い自覚が必要である。

本倫理綱領は、精神科看護職一人ひとりが自らを律し、かつ所属する組織が自浄能力を発揮して、精神科看護の質を維持・向上させるための看護実践の際の指針として作成された。また、精神科看護職の責任を明示し、精神科看護職を社会的存在として正当に評価してもらうための社会への意思表明でもある。

※1：本倫理綱領の「精神科看護職」は、精神科看護の現場（対象となる人々がいるところ全て）で働くものすべてを指す

※2：ここでの「人」とは、国籍や人種、民族等を問わず、精神科看護を必要としているすべての人を指す

※3：対象となる人々のためにその権利を代弁・擁護して、権利を実現させるための代弁

者・擁護者を指す

＜倫理指針＞

❶人権尊重

精神科看護職は、いついかなる時でも、対象となる人々の基本的人権を尊重し、個人の尊厳を傷つけることなく、権利を擁護する。

❷善行

精神科看護職は、対象となる人々の自己決定を尊重しつつ、最善の利益に基づいて共に考え、最善と思われる看護を提供する。

❸無危害

精神科看護職は、対象となる人々に、危害を及ぼしてはならない。また、危害が及ぶのを防ぎアドボケイトとして行動する。

❹知る権利、自律、自己決定の尊重

精神科看護職は、対象となる人々の知る権利を尊重し、説明責任を果たすとともに、意思形成、意思決定を支援する。

❺守秘義務

精神科看護職は、職務上知り得た情報に関する守秘義務を遵守し、個人情報を保護する。

❻自己管理

精神科看護職は、看護を提供するうえで必要な自分自身の体調管理を行い、自己の意思で感情、思考、行動を制御できる状態を保つよう努力する。

❼人格の陶冶（とうや）

精神科看護職は、看護という仕事を誇りあるものとするために、看護職として日々の行動の是非をわきまえて、社会の信頼と期待に応えられるよう良識ある態度を示す。

❽継続学習

精神科看護職は、専門職の責務として、個々人が看護実践、および継続した学習を行い、看護にかかわる能力を維持・向上できるよう努力する。

❾看護の探究・発展

精神科看護職は、実践の構築、および看護研究により、対象となる人々に有益な看護を探究し、精神科看護の発展に貢献する。

❿多職種連携

精神科看護職は、対象となる人々が、その人らしく地域で生活できるよう、当事者、および家族とそれらの団体、他の専門職・各種団体との連携を図る。

⓫社会貢献・正義

精神科看護職は、精神障害に関する正しい知識の普及やこころの健康づくりに寄与する。また、障害等の種類や有無を問わず、誰もが差別なく受け入れられ、安心して暮らせる社会の実現に貢献する。

⓬法や制度改正等に向けた政策提言

精神科看護職は、専門職能人として社会の要請に応えられるよう、専門職組織を通じて対象となる人々の権利擁護や、精神科看護の水準向上、価値の発展のために政策提言等を行い、よりよい制度の確立に貢献する。

②看護倫理について

　そもそも、倫理とは一般的に、社会や集団のなかにおける人としてのものごとの善悪や正しさを判断するための基準・根拠のことであり、看護師においても、その職業に要請される倫理、または職業人に求められる倫理が規定されています。看護師の職業倫理とは、看護師として守るべき原則や道徳的な判断基準であるだけでなく、看護師の知識や技術に内包された行動指針であり、看護実践の基軸になるものであるといえます。

　つまり、看護倫理とは「看護の対象となる人々の個人の尊厳と権利擁護を活動の理念に掲げ、看護実践のあり方について考えること」であるといえます。看護師には「診療の補助」と「療養上の世話」という２大業務がありますが、この業務を実施するうえで、常に対象者の尊厳と権利擁護に配慮した看護活動を継続することが、「倫理的な看護活動である」といえるでしょう。

③倫理綱領前文の解釈

　私たち精神科看護師が提供する看護援助は、精神的健康について援助を必要としている人々の個人の尊厳と権利擁護を理念として行われなければなりません。このような看護活動は、治療を受けているか否かにかかわらず、すべての対象者の精神的健康の保持・増進を図るほか、精神疾患の早期発見・早期介入と健康回復、精神疾患の治療およびリハビリテーション、精神障害をもつ人が地域で安心して安全に暮らすための生活支援、精神障害に関する普及啓発活動等を行うことを通して、社会に貢献することも求められています（図１）。

　看護には、人の生命、自由および幸福追求に対する権利やその他の人権を有し、個人が尊重され、障害や疾病、文化的背景・価値観・信条等により制約を受けることなく、敬意が込められた看護を受ける権利を保障することが、本質として備わっています。しかし、精神医療では、非自発的入院や隔離・身体的拘束などの行動制限について治療上検討せざるを得ないことがあります。そのため精神科看護師は、安全・安心な医療の提供や医療の質を保障することに加え、対象となる人々を個人として尊重し、治療・看護のあらゆる局面において人間の尊厳の尊重を促進し、人権を保護することに努めなければなりません。

　「精神科看護職の倫理綱領」は、精神科看護にかかわるすべての看護師が備えるべき「価値観」を明示したものです。精神科看護師一人ひとりが自らを律し、かつ所属する組織が自浄能力を発揮して、精神科看護の質を維持・向上させるための看護実践の際の指針が定められています。また、これらの指針は、精神科看護師としての責任を明示したものでもあり、対象となる人々に最適な看護を提供する専門職としての社会的存在を正当に評価してもらうための社会への意思表明でもあるのです（図２）。

④倫理指針

　「精神科看護職の倫理綱領」でまとめられている倫理指針は、12の項目で構成されており、精神科看護の専門職として社会に対して果たす倫理的役割と質の高い看護援助に不可欠な要素を示したものになります。

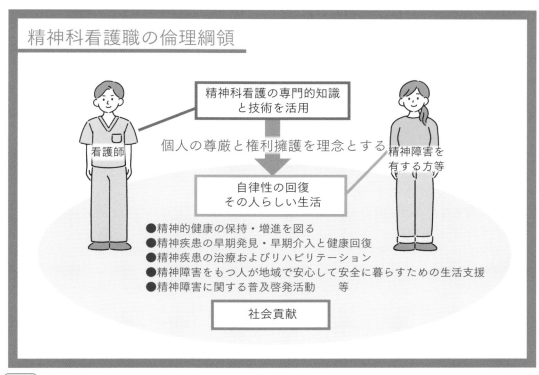

図1 「精神科看護職の倫理綱領」のとらえ方（1）

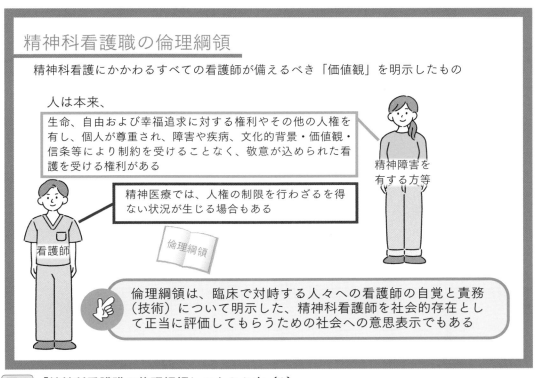

図2 「精神科看護職の倫理綱領」のとらえ方（2）

❶人権尊重、❷善行、❸無危害、❹知る権利、自律、自己決定の尊重、❺守秘義務、❻自己管理、❼人格の陶冶、❽継続学習、❾看護の探究・発展、❿多職種連携、⓫社会貢献・正義、⓬法や制度改正等に向けた政策提言

このうち、❶人権尊重、❷善行、❸無危害、❹知る権利、自律、自己決定の尊重、❺守秘義務は、医療倫理の4原則*1に基づくもので、精神科看護師のある行動が倫理的か否かを指針にあてはめて熟考し、その行為行動を吟味することができます。

次に、❻自己管理、❼人格の陶冶、❽継続学習、❾看護の探究・発展は、対象となる人々に対して適切な看護を継続的に提供する使命と責任を自覚し、看護にかかわる能力を維持・向上するために必要な倫理指針を示しています。

そして、❿多職種連携、⓫社会貢献・正義、⓬法や制度改正等に向けた政策提言は、対象となる人々の自律性の回復とその人らしい生活を支援するための考え方について示しています。個人の努力だけでは限界があるため、多くの支援者との連携や地域社会との協働を通じて、安心して暮らせる社会づくりに貢献しなければなりません。また、2017年には「精神障害にも対応した地域包括ケアシステムの構築」が新たな基本理念として示されました。これからの精神科看護職の専門性には、意思決定支援を含めた権利擁護等に関するより一層の取り組みの促進が求められます。

対象となる人々が安心して利用できる精神医療には、倫理面においても信頼される精神科看護師の存在が欠かせません。精神科看護師はこれら12の倫理指針を正しく理解して、看護実践の基軸に倫理的感受性を内包させ、社会の要請に応えられる専門職となるように努める必要があります。次ページ以降で各指針の定義を確認し、指針が配慮されていない例とふまえられている例をあげ、対応のポイントを示します。また、それぞれの指針に伴う倫理的ジレンマを具体的にあげて、その倫理的ジレンマにどのように取り組むのがよいか、さらに、各指針を意識するために必要な視点を紹介していきます。

---

*1：医療倫理の4原則
トム・L・ビーチャムとジェイムズ・F・チルドレスが『生命医学倫理の諸原則』で提唱したもので、医療従事者が倫理的な問題に直面したときにどのように対処すべきか、その指針を示している。①自律尊重、②善行、③無危害、④公正がある。

倫理
指針
❶

人権尊重

定 義

精神科看護職は、いついかなる時でも、対象となる人々の基本的人権を尊重し、個人の尊厳を傷つけることなく、権利を擁護する。

●「人権尊重」とは

　人権とは、すべての人間が、人間の尊厳に基づいてもっている固有の権利であり、基本的人権とは、人間が生まれながらにして、生きることや自由および幸福を追求することに対してもっている権利を指しています[2]。

　基本的人権は原則として、人種、性別、宗教、経済状況、環境、ライフスタイル、健康状態などの制約を受けるものではありません。一人ひとりが人間として大切にされる社会や生命の安全が守られ、自由や幸福になることが保障されている社会を、すべての個人が互いを人間として尊重しながら築いていく必要があります。

　個人の尊厳が守られ個性が尊重されるためには、基本的に肯定的な態度で人と人との関係性を育んでいくことが求められるでしょう。

＊2：日本国憲法第13条
　すべて国民は、個人として尊重される。生命、自由及び幸福追求に対する国民の権利については、公共の福祉[3]に反しない限り、立法その他の国政の上で、最大の尊重を必要とする。
＊3：公共の福祉
　公共の福祉とは社会全体の共通の利益であり、人権相互間の矛盾・衝突を調整するための原理のことで、日本国憲法の中で用いられている。すべての人権に必然的に内在するものであるとされ、その制約の程度については、人権の性質によって異なるため、調整が必要となる。

ケースで考えてみる

▶患者さんに入浴を促している場面

 Check! **「人権尊重」** が配慮されていないと…

①
> 診察があるから
> 風呂には入らない

> 診察が終わったら
> 入りましょうね

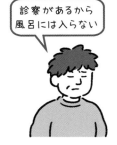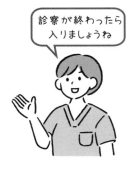

②
> 入りたくないって
> 言ってるだろ！

> 1か月も
> 入っていないんですから、
> 今日は入りましょう

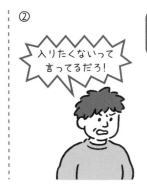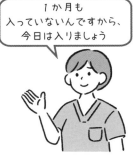

解　説

　看護師が個人衛生に配慮して患者さんに入浴を促している場面で考えてみましょう。患者さんは診察があるという理由から入浴を断っていますが、看護師は個人衛生が保たれていないことを懸念して、熱心に声をかけている場面です。

　丁寧にやさしく声をかけているようですが、結果的に患者さんは怒ってしまい入浴は行いませんでした。この看護師の対応は患者さんのことを思ってのことだと思われますが、「人権尊重」の観点から考えると、どのような対応の見直しができるのでしょうか。

> ╱ここを見直そう！╱
> □ 入浴することは誰のニーズなのでしょうか。
> □ 患者さんはなぜイライラした反応をしたのでしょうか。
> □ この対応には、個別性が見出されていたのでしょうか。

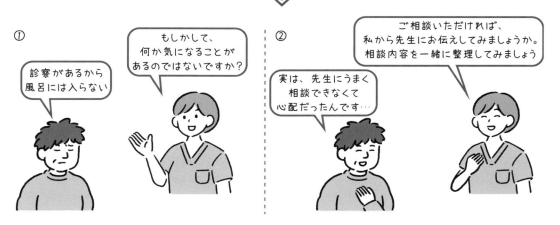

対応のポイント

患者さんの意思や人格を尊重した対応

　患者さんの個人衛生に配慮した看護師の判断自体は共感できますが、入浴をするかしないかの決定権は患者さんの側にあり、看護師には患者さんの意思や人格を尊重した判断が求められます。

　患者さんの自己決定を尊重するというのは、示された意思決定内容を尊重するということだけではなく、その意思に現れた感情や背景などもくみ取り、相手の気持ちや存在を尊重するということです。

　もし患者さんの入浴したくない気持ちに別の不安や心配事が潜んでいたとしたら、そのニーズをくみ取ることが、人権を尊重した看護援助だといえるのではないでしょうか。

アドボケイトとして行動する

　また、患者さんが自分の考えや気持ちを表現できないことで不利益を伴っている場合においては、看護師がアドボケイト（代弁者・擁護者）として行動することも大切な責務といえます。

　一方で、精神疾患を有する方は少なからず受動的な傾向がありますが、患者さんのニーズを熟考することなく患者さんの代理・代弁をすることは、アドボカシーとはいえません。

　このような援助のあり方は、看護師個人ではなく、組織が育んできた文化や風土が影響していることも少なくありません。患者さんの尊厳と権利を守るためには、組織文化的な感覚麻痺を引き起こさないよう、組織全体で意識して取り組んでいくことが必要です。

「人権尊重」に伴う倫理的ジレンマ

　人権は、誰からも侵されることのない基本的権利ですが、他者の人権と衝突してしまう状況では制約されることもあります。

　例えば、入院患者さんが利用するデイルームを使って集団療法を行っているときに、参加していない患者さんから苦情が出たとします。この病棟では、以前からデイルームで集団精神療法を行っており、病棟にもその説明内容を掲示しています。

　ただし、元来デイルームは入院患者さん全員が利用できる場であり、集団療法に参加しない患者さんにとっては、普段通り利用することができなくなります。

　このように、一方の人権を行使しようとすると他者の人権と矛盾したり、衝突したりすることがあります。

　このような場合、両者の人権はある程度制約される必要が生じますが、お互いに譲れるところは譲って、双方の人権が両立できるように努力をすることが、看護師の役割となります。

「人権尊重」を意識するためのポイント

人としての尊重と権利の擁護（倫理指針解説 1-1）

　看護は、基本的人権の尊重を基盤にして提供されるものである。精神科看護職は、対象となる人々が納得できる最適な治療と、満足できる看護を受け、その人らしい生活を営むために、個人の権利を擁護する役割を果たさなければならない。

専門職としての相互の責務（倫理指針解説 1-2）

　精神科看護職は、同じ看護の専門職同士が協働して業務にあたらなければならない。その一方で、非倫理的行為を察知・発見した場合には、被害に遭っている人の権利を擁護するために専門職として相互にアドボケイトとして行動する。

倫理的な組織文化の構築（倫理指針解説 1-3）

　組織は、対象となる人々の尊厳と権利を守るための組織文化の醸成に尽力する。組織に所属する個々人の倫理的指針の軸は、所属する組織やチームの文化に傾くことが懸念されるため、組織文化的な感覚麻痺を引き起こさないよう、外部の人の見解を確認する。また、自らの文化を他の組織の文化と比較する機会をもつよう努める。

　組織は、非倫理的行為の告発に対しては、それを倫理的な行為として褒賞するとともに、真摯に受け止めて対応する姿勢をもち、決して告発者を罰するようなことがあってはならない。

倫理
指針
❷

善行

定義

精神科看護職は、対象となる人々の自己決定を尊重しつつ、最善の利益に基づいて共に考え、最善と思われる看護を提供する。

●「善行」とは

善行とは、医療機関やその関係者に利益のある決定を下すのではなく、患者にとっての最善の利益のために行動することです。患者の病状や症状にあった治療法があれば、でき得る最良の治療を提供し、患者が治療を拒否した場合においても、医療者はさまざまな代替案を講ずる必要があるのです。

看護師の役割は、診療の補助や療養上の世話を行うことで、患者の健康増進・疾病予防、健康回復、苦痛緩和に努めることです。看護師は、患者のニーズに即した援助を行うために患者との関係を育んでいきますが、その関係は患者のために確立するものであって、患者の健康回復という利益を守るための専門的な活動なのです。

つまり、この関係性においての利益は一方的に患者側にあるものであって、看護師が自分のためにその中から何かを得ようとする社交的な関係ではないことを正しく理解しておく必要があります。

▶食事療法の自覚が乏しい患者さんへの対応場面

Check! **「善行」** が配慮されていないと…

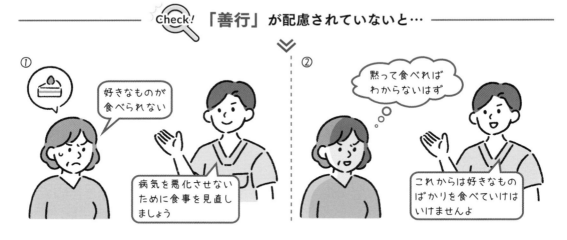

解 説

　食事療法によって糖質やカロリーなどの制限が必要になっている患者さんへ、看護師が説明を行っている場面です。

　看護師は、間接的な疾病の改善や病気を悪化させないために必要な説明を行っていますが、患者さんはその説明に納得しておらず、このままでは健康に支障をきたす可能性が考えられます。

　このような場面に関して、「善行」の観点から考えると、どのような対応の見直しができるのでしょうか。

――＼ここを見直そう！／――

☐ 治療の決定権は誰にあるのでしょうか。

☐ この患者さんの利益とは、どういったものなのでしょうか。

☐ 看護師の対応は、患者さんの健康に寄与できているのでしょうか。

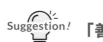

「**善行**」をふまえると…

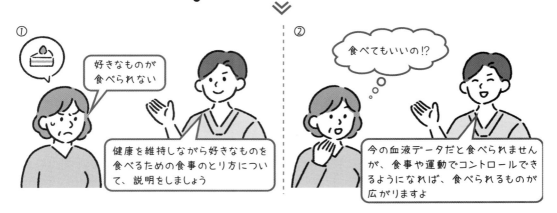

対応のポイント

患者さんの自己決定の機会を保障する

　この患者さんにとっての食事療法は、健康的な生活を継続して営むうえでとても大切な治療になります。看護師が説明しているように、食事療法は習慣にしていくことが重要ですし、継続することによってその効果を意識できるようになります。

　しかし、その必要性について看護師が認識していたとしても、患者さんが認識できなければ、十分な治療効果を得ることはできません。患者さんへの情報提供と自己決定の機会を保障しながら、最善の選択ができるように、さまざまな代替案を講じる必要があります。

患者さんの個別性を考慮する

　また、同じ疾患によって食事療法の必要性が生じていたとしても、患者さん個々に年齢や性別、食習慣や生活環境などは異なっていますので、患者さんの人間性や生活、病状、背景等を考慮して、治療計画を組み立てる必要があります。

　ただし、人にとって食事をするという行為は基本的な欲求ですから、食生活の見直しは簡単なことではありません。患者さんが自分の病状を理解していたとしても、さまざまな葛藤が生じます。そのため看護師には、患者さんとの関係性を育みながら納得がいくまで一緒に検討を重ねていく姿勢が求められます。

　患者さんの自己決定に基づいた看護を提供するためには、患者さんの個人特性やニーズに応じて、最適と考えられる選択肢をどれだけ呈示できるかが重要なポイントになります。その選択肢は同じ内容のものであっても、患者さんにもたらされる利益は個人によって異なることが考えられます。

　患者さんの利益と不利益を勘案しながら、安心して相談できる関係性を構築していくことも、看護師の大切な専門的技術といえるでしょう。

「善行」に伴う倫理的ジレンマ

　看護師が、患者さんにとっての最善の利益のために考えて行動したとしても、患者さんの求める看護と提供されている看護が一致するとは限りません。特に看護を取り巻く人間関係のなかでは、さまざまな人の主張を受け止めなければならず、看護師は自身の選択に迷う事態が生じることもあります。

　他者（患者さん、家族や医療者等）との主張の狭間で揺れる場合は、それらの主張の背景に潜む疑問や問題を明確にすることが重要になります。看護師側が注意すべきは、そもそも患者−看護師関係においての利益は一方的に患者さんの側にあるものであって、看護師が自分のためにそのなかから何かを得ようとする社交的な関係ではないということです。

　医学的・看護学的視点に基づいた提案は欠かすことのできない情報提供ですが、看護師は常に患者さんにとっての最善の利益を考えて熟考する必要があることを意識しておかなければなりません。

「善行」を意識するための**ポイント**

自己決定の尊重とパートナーシップの構築（倫理指針解説2）

　精神科看護職は、対象となる人々の自己決定を尊重し、そのための情報提供と決定の機会を保障すると共に、常に個別的なアプローチと温かい配慮をもって接するように努める。その際、対象となる人々の求める看護と提供されている看護が一致するとは限らない。そのような場合でも、対象となる人々が不利益を被らないよう配慮し、より望ましい看護を提供するために、人間性や生活、病状、背景等を考慮し、対象となる人々とのパートナーシップを高めながら、最善の利益に基づいて納得のいくまで何度でも話し合って、再考する。

倫理
指針
❸

無危害

定 義

精神科看護職は、対象となる人々に、危害を及ぼしてはならない。また、危害が及ぶのを防ぎアドボケイトとして行動する。

●「無危害」とは

　無危害とは、心身に影響する害だけでなく、個人の権利が侵害されることも含めて防ぐということです。しかし、注射、手術、薬物療法といった医療行為の実施にあたっては、場合によっては副作用など患者に害が及ぶ可能性も生じます。そのため医療者は、可能な限り侵襲が少ない方法を選択できるように援助する必要があります。

　治療やケアを提供する際には、患者の意思が確認できていたとしても、その医療行為によって得られる患者の利益が害を上回らなければ正当な行為とは認められません。その行為が適正であると評価するためには、患者にとって利益のある医療行為だという判断基準が必要になり、法律や倫理綱領などがそれにあたります。

　ただし、これらの基準を遵守していたとしても、患者の同意が得られない、患者が自分の意思を表現できない場合などにおいては、情報の非対称性が生じる場合もあります。このような状況で、看護師が倫理的緊張感（p22・23参照）を欠けば、提供した医療行為によって患者の不利益を増大させてしまう可能性があります。看護師は常に倫理的感受性（p34参照）を養うことに努め、患者のニーズと最良の選択を熟考し、危害が及ぶリスクを最小限にできるよう十分な注意を払う必要があります。

▶必要と判断した治療を提供する場面

Check! 「**無危害**」が配慮されていないと…

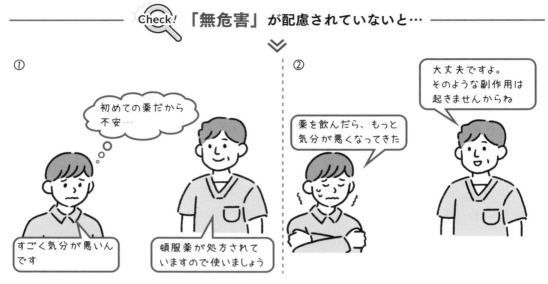

① すごく気分が悪いんです

初めての薬だから不安…

頓服薬が処方されていますので使いましょう

② 薬を飲んだら、もっと気分が悪くなってきた

大丈夫ですよ。そのような副作用は起きませんからね

解 説

　不安や焦燥感が強い患者さんが、看護師に体調不良を訴えている場面です。看護師は患者さんの訴えを聞いて医師から処方されている頓服薬の使用を勧めています。患者さんは初めて内服する薬自体に強い不安を感じているようですが、看護師はその不安には気づいていないようです。内服後には患者さんが頭痛や手の震えを訴えましたが、内服した薬にはそのような副作用がないため、看護師は患者さんに心配はいらないことを説明しています。

　看護師は患者さんにとって頓服薬の使用が最良の選択と考えて使用を促し、副作用に関しても正しい知識に基づいて説明を行っていますが、「無危害」の観点から考えるとどのような対応の見直しができるのでしょうか。

＼ここを見直そう！／

☐ 患者さんの意図するところや感情について、考えることができていたのでしょうか。

☐ 患者さんに及ぶさまざまな危害について、予測することができていたのでしょうか。

☐ 現状の観察や対応は、患者さんのニーズに即したものだったでしょうか。

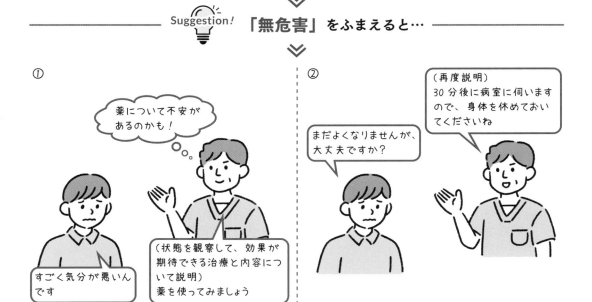

Suggestion! 「**無危害**」をふまえると…

① すごく気分が悪いんです

薬について不安があるのかも！

(状態を観察して、効果が期待できる治療と内容について説明)
薬を使ってみましょう

② まだよくなりませんが、大丈夫ですか？

(再度説明)
30分後に病室に伺いますので、身体を休めておいてくださいね

対応のポイント

患者さんの状態を丁寧に観察する

　看護師の対応に関しては、医師の指示に基づいた治療提供であり、患者さんの症状緩和のために有効な方法の1つであったことは確かでしょう。しかし、患者さんはその薬の使用について十分な情報を得ていない様子がうかがえます。

　医療者側は多くの専門的な情報をもっていますが、患者さんの情報が不十分であれば、最適な治療選択がなされたとは言い難いでしょう。不安症状などについても、患者さんの状態をもう少し丁寧に観察することができていれば、患者さんに提案する治療内容についての情報提供を行う必要性に気づけたのではないでしょうか。

潜在的なニーズをくみ取り、理解する意識をもつ

　看護師の考えや判断が正しいものであったとしても、患者さんが理解して選択することができなければ、不利益を伴うことにもなりかねません。看護援助には常に倫理的感受性が求められるため、看護師がその感受性を軽視してしまうと、患者さんに悪影響を及ぼしてしまうことを認識しておかなければなりません。

　また、求められたことを何の吟味もせずにそのまま対応するだけでは、本来のニーズをとらえることはできません。患者さん自身が充足してほしいニーズを十分に自覚していないこともありますので、患者さんの潜在的なニーズをくみ取り理解する意識をもっておくことが、倫理的感受性の高い看護実践につながります。

「無危害」に伴う倫理的ジレンマ

　患者さんの行動を制限しなければ生命に多大な弊害が生じる状況においては、精神保健福祉法第37条に基づき、一時的に患者さんの行動を制限する判断が求められることがあります。このような行動制限が必要な局面において看護師は、緊急やむを得ないと理解しつつも、生命の保護と患者さんの尊厳および人権の尊重という両観点から、常に大きな倫理的ジレンマに直面していることでしょう。

　患者さんにとって生命の危険性は避けるべき実害であり、その実害を防ぐために法律に基づき、個人の自由に干渉しています。このような判断は、結果的に患者さんの利益に結びつくという前提で下されているものだと考えられます。

　一方、患者さんの認識の有無にかかわらず、人の行動を制限することは人権を侵害する行為であり、さまざまな弊害を伴うリスクを生じさせることも十分に認識しておかなければなりません。看護師は、患者さんに提供される医療行為がどのようなものであれ、危害を伴う可能性すべてが否定できないことを念頭に置きながら、患者さんの利益を保障しつつ、実害を最小限にとどめる看護の提供に努めなければなりません。

「無危害」を意識するための**ポイント**

危害を及ぼさない責務（倫理指針解説 3-1）

　対象となる人々とケアを提供する看護職との間では、情報の非対称性などにより、上下関係が生じる可能性がある。つまり、精神科看護の実践において倫理的緊張感（※1）を欠けば、対象となる人々の尊厳を傷つける危うさを常にもっている。そのため、倫理的感性を磨く努力を途切れることなく行い、常に対象となる人々の人権を尊重する行動をとらなければならない。また、看護職各々が自覚し、より倫理的な組織文化を育んでいかなければならない。

危害が及ぶのを防ぐ責務（倫理指針解説 3-2）

　対象となる人々が暴力および虐待、搾取などの危害にさらされる、あるいはその可能性がある場合には、その人々を保護し、安全に過ごせるよう進んでアドボケイトの役割を果たす。

　その他、治療上の副作用などの状況を観察し、疑義がある場合には、医師に確認する、多職種での話し合いをもつなど、精神科看護の専門職としての役割を果たさなければならない。

行動制限に関する責務（倫理指針解説 3-3）

　行動制限は、対象となる人々の尊厳および人権を侵害する行為であり（※2）、自尊心の低下のみならず、多大な苦痛や不安、さらには身体・精神機能の低下という弊害があることを認識しておく必要がある。

　精神科看護職は、行動制限を回避できるような看護の提供に努めなければならな

い。やむを得ず行動制限を実施することとなった場合には、どうしたら早く行動制限を解除できるのかを、業務の中で検討する。その際、切迫性、非代替性、一時性の三原則と照らし合わせ、できる限り早期に解除できるよう、チームで一丸となって取り組まなければならない。

　また、行動制限中は、通常よりも頻繁に観察を行い、基本的欲求を満たせるよう個別の看護を提供し、二次的な身体的障害等の不利益が生じないように努める。

※1：看護職は、通常より倫理観に基づいた行動を無意識にとるものであるため、時に自分自身の日々の実践を意識的に振り返り、倫理に反する言動に対して批判的に思考し、自分自身の言動を点検する姿勢をもつこと
※2：障害者の権利に関する条約（障害者権利条約）第14条「不法に又は恣意的に自由を奪われないこと、いかなる自由の剥奪も法律に従って行われること及びいかなる場合においても自由の剥奪が障害の存在によって正当化されないこと」

倫理指針❹ 知る権利、自律、自己決定の尊重

定 義

精神科看護職は、対象となる人々の知る権利を尊重し、説明責任を果たすとともに、意思形成、意思決定を支援する。

● 「知る権利、自律、自己決定の尊重」とは

　患者は、医療者から十分な情報を得たうえでその情報を吟味して意思形成を行い、自己決定ができるようになるため、患者の自律のためには、知る権利を保障することがとても重要な支援となります。知る権利を保障することは、情報を知るということだけではなく、必要なときに情報内容を確認することができ、患者が意見を自由に表明できることも含まれます。

　治療やケアに関する知る権利を保障するためには、治療の必要性や状態だけでなく、今後の方針や見通し、心身への利害に直結する情報をわかりやすく丁寧に説明し、自己決定を尊重することが求められます。また、精神障害等によって認知機能が影響を受けている場合や高齢のために読解機能が低下している人に対しても、多様な方法で知る権利が十分に保障されることが必要です。

　精神科の入院治療に関しては、治療対象者の同意がなくとも、本人や周囲の他者の安全を守ることができない特別な場合において、非自発的入院が適用されることがあります。ただし、このような場合においても、患者の意見や要望を尊重し、最善の利益を考慮することが看護師の責務であり、患者に求められる適正な治療やケアの提供を行うために、丁寧な説明を繰り返し行う必要があります。

ケースで考えてみる

▶退院支援を行っている場面

— Check! 「知る権利、自律、自己決定の尊重」が配慮されていないと… —

〉〉

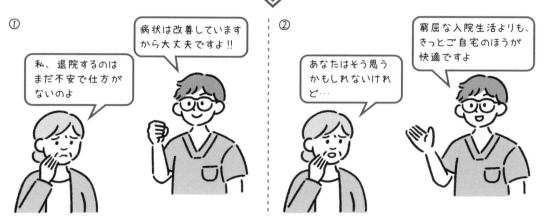

① 私、退院するのは まだ不安で仕方が ないのよ

病状は改善しています から大丈夫ですよ‼

② あなたはそう思う かもしれないけれ ど…

窮屈な入院生活よりも、 きっとご自宅のほうが 快適ですよ

解　説

　患者さんの退院支援を行っている場面で考えてみましょう。

　患者さんの健康状態は入院生活が自律して行えるまで回復しましたが、自宅で生活することについては不安を抱えているようです。看護師は入院前の生活状態を把握していますので、その情報に基づいて退院準備を進めているのですが、患者さんの不安感は日に日に強くなっているようです。

　看護師は1日でも早く住み慣れた自宅の環境で生活を送ってもらいたいと思い、退院支援を行っているようですが、「知る権利、自律、自己決定の尊重」の観点から考えると、どのような対応の見直しができるのでしょうか。

> ╭── ✎ **ここを見直そう！** ──
> ☐ 患者さんの価値観に沿った選択ができるように計画的な支援が行えていたのでしょうか。
> ☐ 患者さんにとっての利益と不利益の両方を理解できる説明ができていたのでしょうか。
> ☐ 患者さんが自分のニーズを整理して決定できる機会は設けられていたのでしょうか。

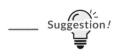

①

私、退院するのは
まだ不安で仕方が
ないのよ

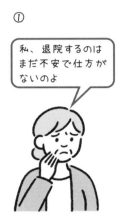

今後の見通しを立てな
がら、一緒に困りごと
を整理してみませんか？

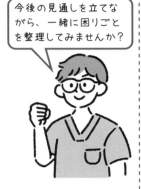

②

家には帰りたいんだ
けどね。
助けてくれるかしら？

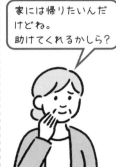

安心して退院できるよう
に、一つ一つ解決して
いきましょう

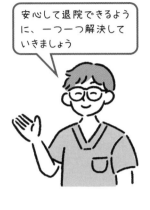

対応のポイント

意思決定を尊重する姿勢

　人はどのような状況にあっても、個人の尊厳を維持したいというニーズが根底にあります。私たちの看護活動は、患者さんの生命や健康を維持するために、その患者さんの自己決定に基づいて行われなければなりません。看護師は、患者さん本人の意思を反映したうえで十分な説明を行うとともに、患者さんにとって最良の選択を提供する立場にあるため、患者さんに対しての意思決定支援は、欠かすことのできない専門的援助といえます。

　今回のケースでは、患者さんは退院後の生活について不安が強く、安心して意思決定ができない様子がうかがえます。このケースのように医療現場では、患者さんが入院治療の選択、治療内容の選択、退院後の生活環境に伴う選択などについて、患者さん自身で選択し決定することが難しい場合もあります。このような場合においても、看護師は「患者さんには自分のことは自分で決定したい」という潜在的ニーズがあると考え、患者さんの自己決定を尊重する姿勢が求められます。

意思決定に力を合わせて取り組む

　患者さんが自宅への退院に関して不安を表出しているということは、意思決定をするための十分な情報が提供されていないか、または納得して選択できるだけの説明がなされていないなど、「知る権利」が尊重されていない可能性も考えられます。インフォームドコンセント（説明と同意）は、ただ伝えればよいということではなく、患者さんの自己決定を前提としたものですから、患者さんが利益と不利益の両方を理解して、自身の権利を守るための決定ができるように支援する必要があります。

　また、患者さんが支援者に助けを求めることができる関係性を構築すること自体が、患者さんの自律を尊重した専門的援助といえますので、結論を急がすことのないように、合意形成するプロセスを一緒に歩む姿勢で取り組んでいきましょう。

「知る権利、自律、自己決定の尊重」に伴う倫理的ジレンマ

　医療の場においては、治療などの意思決定にかかわることを拒む患者さんや、意思決定能力が低下している患者さんなど、自らの判断で最善の選択が行えない状況にある患者さんと対峙する場面に遭遇することもあります。例えば、精神保健福祉法による非自発的入院のように、入院治療の必要性が明確であっても患者さんからの同意が得られない場面では、患者さんの選択を尊重することが最善とはいえないため、医療者は決定した自身の判断に倫理的ジレンマを抱えることも少なくありません。

　このような場合においての倫理的ジレンマは、即時に解消でき得る性質のものではありませんが、入院治療という選択が最善であるならば、入院時に丁寧なインフォームドコンセントを行うことはもちろんのこと、その後の治療やケアに関することについても患者さんに理解が得られるまで説明を行う必要があります。

　その際に注意すべきは、治療同意が得られないなかにおいても患者さんは、"入院治療拒否"という実質的な自己判断ができる者であるという認識を忘れないことです。医療者の判断が患者さんを守るための最善の選択であったとしても、過度なパターナリズムに陥ってしまうと、その後の自律や自己決定の支援のあり方が形骸化することも懸念されます。患者さんが医療者によって自律を損なわれたと感じることなく、個人の意思が尊重されていると認識できるような関係性の構築に努めていきましょう。

「知る権利、自律、自己決定の尊重」を意識するための**ポイント**

知る権利（※1）の尊重と説明責任（倫理指針解説 4-1）

　精神科看護職は、対象となる人々が自らの治療に参画し、納得して医療や看護を受けることができるよう、自分の状態や治療、予後、看護の内容を正しく、かつ最善の利益に基づいたベネフィットとリスクの両方を理解できるような説明をする。また、説明責任は医療チームが負うことを認識し、内容により適切な説明者を選択して、説明を受けられる場を提供する。

　自傷他害の危険があり、医師の指示により非自発的な入院になった場合、あるいは病状によってその場での説明に同意がとれない場合であっても、対象となる人々の状態とタイミングをみて、理解が得られるまで説明を行わなければならない。

意思形成、意思決定の支援（倫理指針解説 4-2）

　精神科看護職は、対象となる人々が自分の状況等を十分に理解した上で、自律して治療等に関する意思形成、意思決定ができるよう支援する。意思決定においては、自身のニーズに気づき、それを満たすためにどのようにしたいかを考えて、決められるよう看護を提供する。

　また、対象となる人々には、「医療を受けることを選択しない権利（※2）」もあることを鑑み、医療やリハビリをどのように受けるかについても、個人の意思が尊重されるよう努めなければならない。そのため、対象となる人々と看護職は、互いに協力

し合うパートナーとして、本人に不利益が生じないように説明したうえで、意思決定に力を合わせて取り組む。

非自発的入院（倫理指針解説 4-3）

　精神保健及び精神障害者福祉に関する法律による非自発的入院のように、本人の意思を尊重しないという例外的な場合もあるが、そのような状態においても本人の理解が得られるように説明をしなければならない。

※1：知る権利を尊重しなければならないが、ただ一方的に情報を伝えることもまた倫理に反する可能性があることを念頭に置いて、情報の伝え方などを熟考し、工夫する必要がある
※2：障害者の権利に関する条約（障害者権利条約）第17条「全ての障害者は、他の者との平等を基盤として、その心身がそのままの状態で尊重される権利を有する」

倫理
指針
❺

守秘義務

定 義

精神科看護職は、職務上知り得た情報に関する守秘義務を遵守し、個人情報を保護する。

●「守秘義務」とは

　医療者には、職務上知ることのできた秘密を漏らしてはならないという法律上の義務があります。保健師、看護師または准看護師の守秘義務については、保健師助産師看護師法第 42 条の 2 に規定されています。秘密には、患者の診断結果、治療計画、病歴、薬物処方、手術記録など、個人情報や健康情報の取り扱いが含まれますが、医療者は、正当な理由がなく、これらの情報を他の人や機関と共有することはできません。加えて、情報共有の必要性があった場合においても、情報の取得や利用にはあらかじめ本人の同意が必要となります。

　医療者は、患者の病状に関する情報だけでなく、日常生活や家族関係、現在の心情などあらゆる情報を得ています。その情報は患者の治療を円滑に行っていくために、関係職種間で電子カルテや診療録、カンファレンスを介して共有されますが、病院内の誰にでも情報を開示してよいわけではありません。患者から得られる情報は、必ずしも治療やケアに必要なものだけではなく、それ以外のプライベートな情報を得ることもあるでしょう。医療者は、守秘義務と同時に、患者のプライバシーの保護についても積極的に取り組む必要があるのです。

▶患者さんからプライベートな相談をされた場面

Check! 「守秘義務」が配慮されていないと…

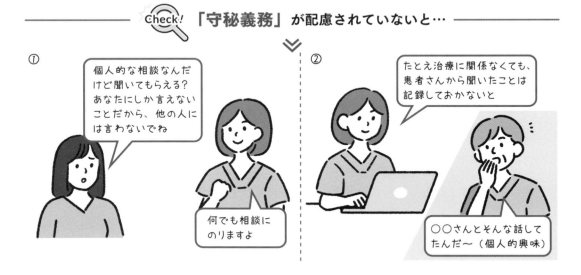

①

個人的な相談なんだけど聞いてもらえる？あなたにしか言えないことだから、他の人には言わないでね

何でも相談にのりますよ

②

たとえ治療に関係なくても、患者さんから聞いたことは記録しておかないと

○○さんとそんな話してたんだ〜（個人的興味）

解　説

　患者さんからプライベートな相談について聞いてほしいとお願いされた場面です。患者さんは、入院治療に伴う相談ではなく、かなり個人的な生活上の相談にのってほしく、特定の看護師だけに話がしたいようです。相談を受けた看護師は、大切な役目だと感じて患者さんの相談に応じます。その後、看護師は患者さんからの相談内容と対応について看護記録に記載して保存しておくことにしました。

　患者さんの相談に応じることは大切な看護援助の1つですが、「守秘義務」の観点から考えるとどのような対応の見直しができるのでしょうか。

　　ここを見直そう！
□ 患者さんから得る情報すべてが医療者に必要なものなのでしょうか。
□ 秘密を守るというのはどういうことでしょうか。

≫≫

Suggestion! 「守秘義務」をふまえると…

≫≫

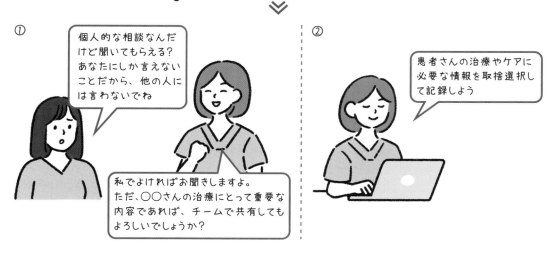

① 個人的な相談なんだけど聞いてもらえる？あなたにしか言えないことだから、他の人には言わないでね

私でよければお聞きしますよ。ただ、〇〇さんの治療にとって重要な内容であれば、チームで共有してもよろしいでしょうか？

② 患者さんの治療やケアに必要な情報を取捨選択して記録しよう

対応のポイント

プライバシー保護の観点を重視

　看護師は患者さんに必要とされるさまざまな業務を担っていますが、相談業務もその1つにあげられます。患者さんを対象とした相談業務に関しては、疾患や治療に関する相談、痛みや不快感に伴う相談などが多いものと考えられますが、今回のケースのように、非常にプライベートな相談を希望する人も少なくありません。このような相談にのること自体はいけないことではないのですが、患者さんの個人情報およびプライバシー保護の観点からは、気をつけておくべきポイントがあります。

　看護師は、患者さんの健康に資することを目的として情報収集をしていますから、提供された情報が患者さんの判断に基づいていたとしても、取り扱いには十分な配慮が必要になります。今回のケースでは、患者さんは特定の看護師にのみに聞いてほしいと訴えているわけですから、患者さんの同意を得ずして看護記録に記載する行為は、その情報が治療上必要であったとしても、秘密を守りプライバシーを保護しているとはいえません。

重ねて患者さんの同意を得る

　今回のケースの場合は、相談を受けたタイミングで、改めて情報の取り扱いについて丁寧な説明と患者さんの同意を得る必要があります。治療契約時に書面等で同意を得ていたとしても、「業務上知り得た対象の情報は、本人の同意なしに漏らしてはいけない」ことを患者さんの秘密保持の権利を守る観点からも正しく理解して、適正に取り扱っていきましょう。

「守秘義務」に伴う倫理的ジレンマ

　患者さんから情報の取り扱いについて同意を得ている場合であったとしても、その内容に患者さん個人のプライベートな要素が強ければ、医療関係者間で共有しておくべき情報かどうかの判断に迷うこともあります。先ほどのケースとは違い、看護記録に記載することや医療関係者間で共有することが、守秘義務やプライバシーの保護を怠っているということにはなりませんが、このような倫理的ジレンマを生じさせていること自体は、むしろ看護師としての大切な意識でもあります。

　倫理的ジレンマを生じさせる理由の１つは、患者さんの情報の取り扱いに看護師が細心の注意を払わなければいけないという意識があるからではないでしょうか。「本人の同意が得られているからといって安易に取り扱えば、個人の尊厳を傷つけることになるかもしれない」、そのような患者さんへの配慮から生じている心性の表れだと思われます。

　このような場合には、自分一人で抱え込まず、一緒に支援している看護師に相談してみましょう。誰かに話すことで気持ちや考えの整理がつきやすくなり、改めて患者さんを理解するための情報の取捨選択が行えるようになります。ただし、情報を開示する際は、情報が安全に管理される環境下で行いましょう。

「守秘義務」を意識するためのポイント

合目的的（※1）情報収集と使用（倫理指針解説 5-1）

　情報は、目的や必要性に応じて収集されるべきものであり、対象となる人々が自己で判断して提供できるようにすることが望ましい。その際に、あくまでも看護の提供に必要な情報のみを収集するよう心がけ、対象となる人の負担に配慮する。また、興味本位で深層まで踏み込んではならない。

　得た情報の取り扱いには細心の注意を払い、使用する際にも目的を明確にし、目的外使用は避ける。さらに、個人情報の漏出を防止するための対策を講じ、情報が安全に管理される体制を整備する。

個人の情報や尊厳の尊重（倫理指針解説 5-2）

・個人の情報に関する権利を侵害しない

　対象となる人々や、その関係者の肖像権、著作権、知的財産権などを侵害してはならない。

・秘密を守る

　対象となる人々について、職業上知り得た秘密は守り、許可なく情報を発信してはならない。

・インターネットを介したコミュニケーションに留意する

　インターネットを介したコミュニケーションにおいて、①職業上の関係者や所属組織にかかわる情報を許可なく配信し、プライバシーを侵害してはならない、②誹謗中傷、名誉棄損にあたるような情報発信をしてはならない。それが個人的なやり取りで

あっても、同様に守秘義務を遵守しなければならない。

・誤った情報の取り扱い
　情報の内容や扱い方に誤りがあったことが判明した場合には、誤りを認めた上で、迅速に削除や修正、訂正を行う。

※1：ある物事がその目的にかなっているさま（明鏡国語辞典より）

倫理
指針
❻

自己管理

定 義

精神科看護職は、看護を提供するうえで必要な自分自身の体調管理を行い、自己の意思で感情、思考、行動を制御できる状態を保つよう努力する。

●「自己管理」とは

　より質の高い看護を提供するためには、専門的知識や技術だけでなく、観察力や洞察力、他者の気持ちをくみ取る力が要求されます。看護師の業務は短時間に複数のタスクをこなさなければならないことも多く、自己管理が不十分であれば心身の負担感やストレスの解消が難しくなってきます。

　ストレスと倫理的感受性は、倫理的な行動と健康に密接に関連しています。倫理的感受性とは、他人や環境への配慮や倫理的な価値観をもつ能力のことですが、ストレスが蓄積すると、他者への配慮や共感する意識が乏しくなり、倫理的な行動に支障をきたす可能性があります。一方、自己管理能力が高いと、自身の思考や感情、行動をコントロールしやすくなり、ストレスに対しての適応力も高まります。

　看護師は常にストレスに直面しながら看護業務と向き合っていますから、自分の生活や行動に関心を向けて、自己管理に努めていきましょう。

▶拒否の強い患者さんとかかわっている場面

 Check! 「自己管理」に努めていないと…

①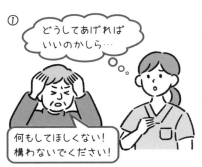

どうしてあげれば
いいのかしら…

何もしてほしくない！
構わないでください！

②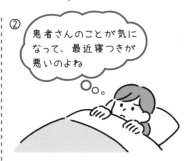

患者さんのことが気に
なって、最近寝つきが
悪いのよね

③

患者さんが拒否する
理由がさっぱりわか
らない…

解 説

拒否の強い患者さんとかかわっているとき、どのような対応が望ましいのかと考え込んでしまい、疲労が蓄積し、どうするのがよいか、さらにわからなくなるという経験などはないでしょうか。

これではよい看護が展開できません。「自己管理」の観点から考えると、どのような見直しが必要でしょうか。

┌─ここを見直そう！─────────────────┐

□ 最近の生活リズムは整っているでしょうか。

□ リラックスできる時間やゆとりはもてているでしょうか。

□ 自分の強みや弱みを理解しているでしょうか。

Suggestion! 「自己管理」を大切にすると…

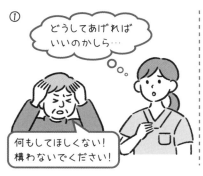

① どうしてあげれば
いいのかしら…

何もしてほしくない！
構わないでください！

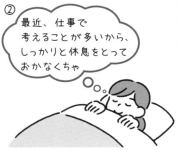

② 最近、仕事で
考えることが多いから、
しっかりと休息をとって
おかなくちゃ

③ 患者さんが拒否するの
は、○○（理由）から
かもしれない

倫理的感受性アップ！

対応のポイント

関係性構築の難しさを理解しておく

　看護師は患者さんとの関係性を育みながら看護の方向性を模索し展開しますが、すべての患者さんと円滑にコミュニケーションが図れるとは限りません。特に精神科における患者―看護師関係においては、患者さんの特性自体が人とのかかわりに障害をもっていることもあるため、関係性の構築自体が難しいものであるということも理解しておく必要があるでしょう。

　また、その関係性を継続する責任は看護師側にありますが、治療目的を共有できていたとしても、患者さんがその関係を受け入れていないこともあるでしょうし、拒否したり、抵抗することもあるでしょう。

　看護師は、一時の反応や行動に一喜一憂せずに対象理解に努め、患者さん自身が生活している環境のなかで孤立しないように支援することが求められます。

ワーク・ライフ・バランスを大切にする

　責任をもって看護を行う過程では、何かしら他者からの感情や反応を受けて、看護師にはさまざまな感情やストレスが生じることでしょう。患者さんのことを親身になって考えることは悪いことではありませんが、そのことによって支援者として大切な看護師自身が疲弊してしまっては本末転倒です。看護業務にやりがいを感じながら責任をもって仕事に取り組めるように、栄養・睡眠・休息・楽しみにできる時間などを確保しながら、ワーク・ライフ・バランス＊4 を大切にすることも重要です。

＊4：ワーク・ライフ・バランス
やりがいや充実感を感じながら働き、仕事上の責任を果たすとともに、家庭や地域生活などにおいても多様な生き方を選択し実現できる社会を目指すもの（参考：内閣府男女共同参画局「仕事と生活の調和とは（定義）」）。

組織としての対策を考える

　また、自分自身で心身の健康を管理することは大切なことですが、一人で維持することには限界があります。仕事によって生じるストレスをため込まないためには、職場自体が気持ちを共有する場であったり、安心して業務を遂行できる環境となるよう、職場の環境整備も重要な観点となります。看護師がお互いに信用し、尊敬し合い、気持ちを表現できる空間であることなど、組織としての対策も同時に行っていく必要があるでしょう。

「自己管理」に伴う倫理的ジレンマ

　自己管理とは、生活習慣や心身の体調を管理することに加え、自身の行動や思考をコントロールすることも含まれ、自分で自分をマネジメントすることすべてを指している言葉といえます。看護師は人命を扱う仕事ですから、自分の自覚がなくとも常に緊張感をもって仕事をしていますし、夜勤もあるため心身の負担が持続しやすい特徴があります。その実情に加え、看護師個人の家庭生活の変化や健康上の変化などは、その個人によって違いがあるため、同じような条件で働いているわけではありません。このような背景を考えても、自己管理がいかに重要なのかが理解できると思います。

　しかし、業務多忙ななかでは、自分自身のことを冷静に分析することは難しいものですし、認識していたとしても、看護師としての責務や使命感などから、自分を鼓舞して無理をしていることも少なくないのではないでしょうか。ですが、患者さんにとって看護師の存在は、大変重要なものです。看護師が心身の不調等で援助に携われなくなれば、患者さんにとっては大変な不利益となります。患者さんや自分の周囲の人たちを大切にする意味においても、自己管理の必要性を理解して、「過度な負担を伴っている自分」「限界がきている自分」がいれば、自分自身を大切にすることに努めてください。

「自己管理」を意識するためのポイント

体調管理（倫理指針解説 6-1）

　従来、精神科において倫理的問題として明るみに出るケースでは、精神科看護職自身の心身の状態や職場環境が必ずしも良好に保たれていないことが要因の1つとして挙げられる。また、看護は、業務量が膨大なだけでなく、対人援助職として感情の抑制、緊張、忍耐などが要求され、精神的なストレスや負担も大きい。そのため精神科看護職は、専門職としての役割を果たすことができるよう、自分自身の心身の健康を整えるよう努めなければならない。

組織としての対応（倫理指針解説 6-2）

　組織は、職員が安心して働くことができ、各々の体調を整える上で必要な労働環境の整備を行う必要がある。

倫理指針 ❼

人格の陶冶（とうや）

定義

精神科看護職は、看護という仕事を誇りあるものとするために、看護職として日々の行動の是非をわきまえて、社会の信頼と期待に応えられるよう良識ある態度を示す。

●「人格の陶冶」（※1）とは

　看護師は保健師助産師看護師法に明示されている通り、国から職業的な地位が保証された社会的に信用の高い資格であり、社会の期待に応える看護活動を行っています。看護師に求められる資質や能力は、知的・倫理的側面などの基礎的な能力、専門職として期待される質の高い医療への対応、人の生き方を支える視点、予防を重視する視点、および看護の発展に必要な取り組みなど、広範かつ多岐にわたります。

　看護活動には必ず対象となる人々の存在があり、看護師との対人相互関係によって信頼関係が構築されていきます。信頼関係の構築には専門的な知識や技術を有していることに加え、看護師の感情の見え方、反応の仕方などが影響することを理解し、患者の信頼と期待に応えられるよう良識のある態度を示す必要があります。そのためには一般的なサービスマナーを身につけておくことがコミュニケーションスキルの基本となります。

　看護師がよりよいサービスマナーを実践するためには、挨拶・身だしなみ・表情・態度・言葉づかいを意識しておくとよいでしょう。挨拶は、友好な関係を築くための重要な第一歩で、その後の医療サービスの円滑な提供にも結びついていきます。身だしなみは、清潔感を表すだけでなく、患者に対する誠意の表れでもあります。表情からは、さまざまな感情が読み取れます。例えば、穏やかな表情は患者に安心感を与えます。態度からは相手への関心の度合いが表れますので、看護師の真摯さが伝わります。言葉づかいは患者を尊重した適切な言葉を選ぶことはもちろんですが、患者にわかりやすい言葉を選んで対応することも望まれます。

　看護師にとってコミュニケーションスキルとサービスマナーは欠かせない技術であるため、日頃からしっかりと意識して、身につけておいてください。

※1　陶冶：人の性質や能力を円満に育て上げること。育成。人間のもって生まれた素質や能力を理想的な姿にまで形成することをいう。「教育」が人間の成長に関する包括的な概念であるのに対して、「陶冶」は、知的・道徳的・美的・技術的諸能力を発展させることによって、よりよい人間を形成しようとすることである（日本大百科全書より）。

ケースで考えてみる

▶援助が必要な患者さんへの声かけ＆多忙ななかで患者さんに呼び止められた場面

—————————— Check! 「人格の陶冶」が意識されていないと… ——————————

≫

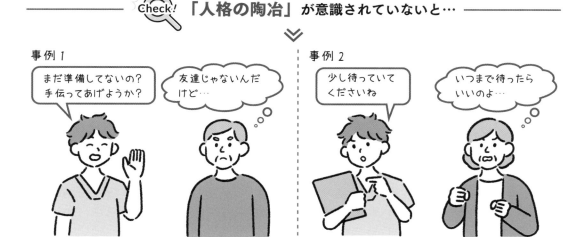

事例 1

まだ準備してないの？手伝ってあげようか？

友達じゃないんだけど…

事例 2

少し待っていてくださいね

いつまで待ったらいいのよ…

解　説

　関係性をある程度築くことができている患者さんとかかわるときに、つい馴れ馴れしい態度や言葉づかいをすることはないでしょうか。「親しみの表れ」と考えるかもしれませんが、患者さんはそのように受け取っていないことが多いと思われます。

　「人格の陶冶」を念頭に置いて対応の見直しを図る必要があります。

　　ここを見直そう！

- ☐ 自分の言葉づかいや反応の仕方のクセを認識しているでしょうか。
- ☐ 看護師の役割や責務を言葉にすることができているでしょうか。
- ☐ 気持ちにゆとりをもって仕事ができているでしょうか。

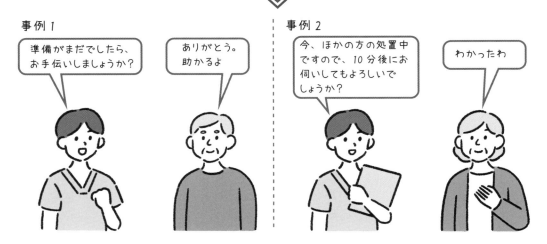

Suggestion! 「人格の陶冶」を意識すると…

事例1

> 準備がまだでしたら、お手伝いしましょうか？

> ありがとう。助かるよ

事例2

> 今、ほかの方の処置中ですので、10分後にお伺いしてもよろしいでしょうか？

> わかったわ

対応のポイント

まずはサービスマナーの見直し

　患者―看護師関係は本質的に専門的な援助関係であり、その関係は患者さんのために確立するものです。看護師は患者さんに共感的にかかわりますが、患者さんの反応や状況によってさまざまな感情や心理的な反応を生じさせます。特に精神科で治療を受ける患者さんは自閉的で受動的な反応を呈する人も少なくなく、無意識に目の前にいる患者さんの対象者像を誤って認知してしまうこともあるでしょう。

　たとえ親しみを込めてのことであったとしても、対応技術としては問題があることもあります。馴れ馴れしさから虐待が疑われるケースに発展することもありますので、サービスマナーを学び直す必要があります。

　事例1がまさにそのケースといえますが、看護師が患者さんの様子を見て援助が必要だと考えて声をかけた場面において、「人格の陶冶」を意識している後者の看護師の声のかけ方からは、患者さんの人権に配慮している様子がうかがえます。

ニーズに配慮した対応を心がける

　事例2は、多忙な業務のなかで患者さんに呼び止められたケースです。看護師が予定してある看護業務以外に相談を受けたり、対処を求められたりすることはよくあることだと思います。しかし、看護師にとってはよくあることでも、患者さんにとっては早急に対応してほしい要求があるかもしれません。

　すぐに対応できなくても、看護師のスケジュールや対応可能な時間等を説明するなど、説明の方法を工夫することでも患者さんのニーズに配慮した対応に置き換わることでしょう。

「人格陶冶」に伴う倫理的ジレンマ

　人格（パーソナリティ）とは、人の気質や気性（生まれつきの性質）だけを指しているものではなく、その人の認知・行動・感情などの現れ方の特徴のことを指します。人格は習慣や行動パターンに根差していますから、その人の価値観や倫理観も反映して表現されています。人は常に自身の変化に関心をもっていますから、こころの根底には誰もが「よりよい自分に成長したい」いう欲求は持ち合わせていることでしょう。

　一方、人が一度獲得した習慣やものの受け止め方、行動といったパターンを変えていくことは決して容易なことではありませんし、現在の自分自身を他者に開示して人格を認知してもらっているわけですから、その人格を急に変えようとすること自体に抵抗感が生まれても、それは自然なことだと思います。周囲の目や評価を気にするあまり、変わることへの不安感も生じることでしょう。ですが、人格形成を望む人の存在は、その人のよりよい生き方を育むだけでなく、周囲の人にも良い影響をもたらします。人格の陶冶には、継続的な努力と意識的な取り組みが必要ですし、考え方や習慣を変えることには時間と忍耐を要しますが、必ず看護師としての成長と組織の発展に結びついていきますので、人格の陶冶に努めていきましょう。

「人格の陶冶」を意識するためのポイント

社会の信頼と期待に応えられる姿勢（倫理指針解説7）

　精神科看護職は、専門職としての使命と責任を自覚し、自己の仕事として誇りを感じられるような質の高い看護を提供していく必要がある。また、社会の信頼と期待に応えられるように自らを律し、行っていいことと行ってはいけないことを認識して、品格ある言葉遣いや態度をとるように心がける。

倫理
指針
❽

継続学習

定 義

精神科看護職は、専門職の責務として、個々人が看護実践、および継続した学習を行い、看護にかかわる能力を維持・向上できるよう努力する。

●「継続学習」とは

　医学や看護学の領域は常に進歩しています。患者の病態やニーズが複雑化するなか、常に新しい治療法、技術、医薬品、および看護のアプローチ自体の見直しが求められています。看護師はこれらの進歩に迅速に適応し、患者に最新かつ最善のケアを提供する必要があります。また、看護のあり方は法律や制度・政策に大きな影響を受けるため、時代とともに変化しており、多様化する人々のこころの健康上のニーズに対応するために、常に知識や技術をブラッシュアップしていかなければなりません。

　日本精神科看護協会では、「時代の変化に対応できる看護の知識・技術・思考を身につけ、信頼される看護を実践できる看護職を育成する」「精神科看護の対象者と活動領域を広くとらえ、当事者およびすべての関係者を包含した看護を創造できる看護職を育成する」ことを教育目的に掲げています。また、1995 年から精神科看護の知識や技術を用いて質の高い精神科看護の実践・相談・指導ができる精神科認定看護師の養成を開始しています（表1、図3）。

　看護は社会の要請によって芽生え、その時代のなかで変化しながら発展してきました。社会に資する思考力・創造力ならびに実践力を身につけた、今後の社会にも対応できる質の高い精神科看護師であるためには、継続学習によって自身の能力の維持・開発に努める必要があります。

表1 **精神科認定看護師の役割**

- すぐれた看護実践能力を用いて、質の高い精神科看護を実践すること。
- 精神科看護に関する相談に応じること。
- 精神科看護に関する指導を行うこと。
- 精神科看護に関する知識の発展に貢献すること。

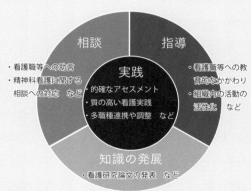

図3 **精神科認定看護師の役割と実践内容**

ケースで考えてみる

▶継続学習について話し合う先輩と後輩看護師

 Check! 「継続学習」を考慮していないと…

⌄

事例1

看護は現場経験がものをいうんだよな

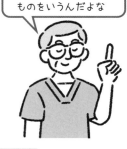 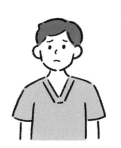

事例2

毎日忙しくて、研修なんて行く暇はないわよ

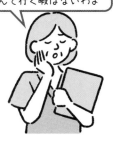 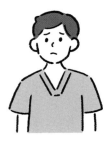

解 説

看護師同士の会話のなかで、外部の研修を受けるべきかなどについて話し合うこともあるのではないでしょうか。ベテランから新人まで、「継続学習」についてどうとらえるかによって、自身の成長度合いも変わってきます。

╱ここを見直そう！╱

☐ 不足している知識や技術が補えているでしょうか。

☐ 日々の看護の質を振り返ることができているでしょうか。

☐ 社会の変化に関心を向けているでしょうか。

Suggestion! 「継続学習」を考慮すると…

事例 1

現場経験も大切だけど、常に新しい知識を学んで取り入れていくことが重要だ

事例 2

たとえ忙しくても、自己研鑽のための時間を確保することは看護師としての責任だと思うわ

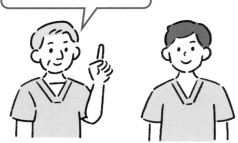
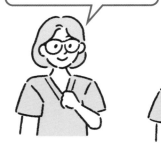

対応のポイント

最新の動向、考え方に関心をもつ

　事例1に登場する先輩看護師は、経験豊富で、臨床現場での実務を通して看護の技術を身につけてきました。日本では「習うより慣れろ」という言葉がありますが、実践のなかで何度も繰り返し経験することの学習効果も理解できますし、ある意味大切な考え方であると思います。ただし、この先輩看護師の言う「(現在の) 経験」が時代の変遷に適応したものでなければ、適切な看護が提供されていない可能性があるのではないでしょうか。

　看護は処置や手技のエビデンスだけでなく、疾患などに関してのアプローチ方法も時代に応じて変化していきます。臨床現場の実務に取り入れられている場合もあると思いますが、看護師は実施した行為とその結果に責任を負っていますので、現在の看護実践が最新の動向や考え方を反映したものかについても関心をもって確認することが、大切な学習となることでしょう。

継続学習が成長につながる

　「継続学習」を考慮しなければ、業務が多忙ななかで研修に行く時間すら確保できないと訴える事例2のような看護師もいるでしょう。看護師が学習する目的は、「対象となる人々の健康に寄与すること」ですが、自分自身の働くことを支える学びも、この目的に結びつく大切な学習といえます。

　ケア技術やコミュニケーション技法を習得することで業務効率を上げられることも期待できます。さらに、多忙な時期だからこそ、学習することによって今までの経験に意味づけができ、今後の看護活動の後押しをしてくれるきっかけになります。継続的に学習することが、看護師としての成長記録にもなるため、計画的に学習する機会をもつようにしましょう。

「継続学習」に伴う倫理的ジレンマ

　医学や看護の分野は急速に発展しています。新しい治療法、医薬品、技術が導入されるなかで看護師が時代のニーズに適応していくためには、最新の知識を収集し、安全かつ効果的な看護を提供していくための継続学習が欠かせません。継続学習は看護師の生涯にわたる学習活動であり、看護師個人が主体的となって学びを深めていくことが望まれますが、その学習を支援する周囲の人的、物的な資源や環境も重要な要素となることでしょう。

　学習意欲を維持するためには、個人の動機づけが大きな影響を与えます。新人看護師であれば、組織の外発的動機づけも後押しとなり、一定期間は継続した学習を計画的に行っていけるのかもしれませんが、日々の看護業務に十分対応できる中堅以上の看護師にとっては、学習計画の設計に苦慮しているかもしれません。また、育児や家族のサポートなどといったライフイベントによっては、学びたくても時間や費用が割けないこともあると思います。

　継続学習で重要なことは、学んだことを実践に活かして、その経験からさらに学びを深めるという循環を形成することにあります。十分な実力を有している看護師であっても、時代の変遷とともに求められる看護実践も変化します。看護師個人に求められる能力だけでなく、組織や社会から求められる能力がどのようなものなのかについても整理をしてみましょう。その際に「精神科看護職のクリニカルラダー」（2022年に日本精神科看護協会が作成した精神科看護の実践能力を身につけるための継続学習支援）などを参考にしてみると、より具体的にキャリア形成を図ることができると思います。

「継続学習」を意識するためのポイント

高い教養と専門的能力が求められている（倫理指針解説8）

　疾病構造の変化、国民の意識の変化、医療技術の進歩ならびに社会的価値の変化にともない、多様化する人々のこころの健康上のニーズに対応するために、高い教養とともに高度な専門的能力が要求される。このような要求に応えるために、自分自身の看護実践と、その結果に責任を負う立場にある専門職として、生涯継続して学ぶ責務があることを心に刻み、計画的にたゆみなく日々研鑽に励み、自身の能力の維持・開発に努める。

看護の探究・発展

定義

精神科看護職は、実践の構築、および看護研究により、対象となる人々に有益な看護を探究し、精神科看護の発展に貢献する。

●「看護の探究・発展」とは

　現在の看護実践を改善し、看護の質を向上させるためには、看護を研究することが必要であり、このような研究活動を通して精神科看護の発展に貢献することも、看護師の大切な役割の1つです。

　看護研究とは一般的に、エビデンスに基づく看護に直接影響を与える既存の知識に新しい知識を加えていく（新たな知見）作業のことで、さまざまな研究手法を用いて検証していきます。ただし、このような看護研究のみが看護の探究・発展であるということではなく、臨床現場で看護している実践事例を1つ1つ丁寧に整理していくことや、看護業務の改善などに関する対策を調べることなども大切な取り組みになります。

　研究活動に取り組む際には、対象となる人や環境に対して、十分な配慮が求められます。研究対象者にとっては、その研究の必要性が感じられない場合もありますし、研究者（看護師等）との理解の食い違いなどが生じれば、不利益を伴うのではないかと誤った認識を与えてしまうこともあるかもしれません。このような誤解を生じさせずに看護研究を行うためには、研究対象者の権利について正しく理解しておく必要があります。

　研究対象者には、研究によって危害を加えられない権利、情報開示を受ける権利、参加することへの自己決定の権利、そしてプライバシーおよび匿名性、秘密が保護される権利が保障されなければなりません。研究対象者には研究に伴うすべてが開示され、その情報を研究対象者が理解でき、研究対象者は個人の自由意思で研究に参加するか判断します。さらに、研究対象者が提供したすべての情報は、完全な守秘と匿名性の保護が保障されなければなりません。研究の実施にあたっては、研究者（看護師等）がこのような倫理的に配慮すべき事柄を正確に理解しておくことが大前提となります。

　精神科看護の探究は、研究機関・臨床現場など多くの場所と人によって取り組まれています。看護師はこれらの研究などから得られる最新の知見に目を通し、自身の実践活動にどのように役立てられるかについても考えていきましょう。

ケースで考えてみる

▶訪問看護師が利用者さんに研究協力を依頼している場面

 Check! **「看護の探究・発展」** が考慮されていないと…

❱❱

①
私が実践している
看護援助について
調べたいと思うんです！

そうなんですか
（理由はよくわか
りませんが…）

②
調査に協力して
くれますよね！

あ、はい…
（断れない…）

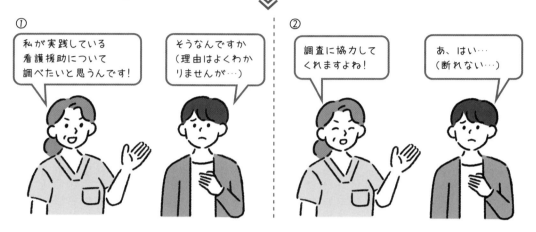

解　説

　看護師は臨床現場で患者さんのニーズに応じた質の高いケアを提供するために、日々の看護業務に取り組んでいます。患者さんが何を望み、どのような看護が必要なのかを考え、知見が得られなければ、同様の現象について調べたり、自身で看護研究に着手することもあるでしょう。看護研究の意義としては、得られた成果によって「調査対象者および社会に還元されること」「対象者に提供される看護の質向上」などがあげられます。

　今回の事例は、精神科の訪問看護師が自身の看護実践について調べたいと利用者さんにお願いをしている場面です。非常に知的好奇心が強く積極的で、その姿勢は看護師として見習うべきところがあります。しかし、利用者さんの反応をみると、少し見直さなければならない倫理的課題が生じているようです。

ここを見直そう！

☐ 利用者さんはその研究の趣旨を理解しているのでしょうか。

☐ 看護師は倫理的配慮について正しく認識しているでしょうか。

☐ 看護研究を行う意義をどのように理解しているのでしょうか。

Suggestion! 「**看護の探究・発展**」を考慮すると…

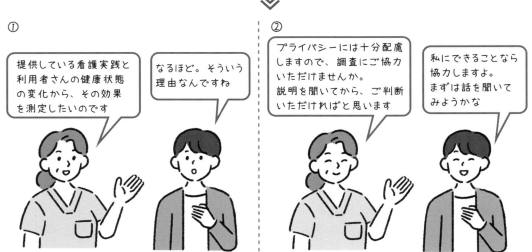

① 提供している看護実践と利用者さんの健康状態の変化から、その効果を測定したいのです

なるほど。そういう理由なんですね

② プライバシーには十分配慮しますので、調査にご協力いただけませんか。説明を聞いてから、ご判断いただければと思います

私にできることなら協力しますよ。まずは話を聞いてみようかな

対応のポイント

利用者さんの利益を考える

看護実践について調査したいというのは訪問看護師側のニーズであり、利用者さんが理解できていないことには、利用者さん側の利益は生まれません。また、利用者さんは訪問看護師に日頃お世話になっている気持ちがあると思われますので、このケースでは利用者さんから「適切な同意」が得られているとはいえないでしょう。

看護研究によって得られる最終的な成果は、看護援助の対象となる人々の健康や生き方に資するものでなければなりません。看護師の知的好奇心が旺盛であることは大変素晴らしいことですから、利用者さんの利益を最優先に考えて説明することができれば、看護師にとっても利用者さんにとっても意義のある研究になると思います。

調査対象者への倫理的配慮

研究や調査などを実施する際は、調査対象者に対しての十分な倫理的配慮が求められます。また、調査対象者の福利に対する配慮が科学的および社会的利益よりも優先されなければなりません。今回のケースに照らし合わせると、自身の関心事から伝え始めるのではなく、現在提供している看護実践と健康状態の変化などを話し合ってみて、そのうえで看護研究に伴う倫理的な配慮に関して丁寧に説明すれば、利用者さん自身の意思決定がしやすくなると思われます。

「看護の探究・発展」に伴う倫理的ジレンマ

　多くの病院が入職後3年目以降の看護師等に、「看護研究」を行うことをキャリア形成の一環として求めているのではないでしょうか。看護研究を行う意義が看護の質向上であることは多くの看護師も認識しているところですから、「どうすれば早く退院ができるのか」「どのような看護が患者さんの健康に資するのか」といった事柄には興味をもっていると思います。ただ、その疑問や課題を明らかにするための「研究活動」に関しては、負担を感じてしまう看護師も多いのではないでしょうか。

　看護研究については、学生時代に学んでいるものの、実際に実施するとなると多忙な業務のなかで時間を確保することが難しい場合もあります。研究を進めていくためには、ある程度の知識とスキルも要求されますから、今以上の学習を重ねながら取り組むには、より多くの労力も伴います。

　ここで改めて考えなければならないのは、看護師の行う研究活動は、健康に支障をきたしている人、またはその可能性がある人に対して良質な看護を提供するために行う知的活動であるということです。新たな知見や普遍的な原理を発見するためには、適切な研究デザインの選択や取り扱い方を熟知しておくことが必要ですが、目の前にいる一人ひとりの患者さんの問題や課題を解決することに尽力することも、非常に重要な看護の探究だということです。現在何が患者さんに提供できていて、何が不足しているのか。どこに行き詰まりを感じていて、何に課題があるのか。このような臨床現場にある小さな事例を積み重ねることに本来看護師が取り組むべき研究があると考えれば、研究活動はもっと身近で大切な看護活動だと感じられると思います。

　臨床現場の看護師がよりよい研究活動を継続して行っていくためには、組織のサポートが不可欠です。組織の外発的動機づけは、看護師が研究に関して興味・関心がもてるようにサポーティブでなければなりません。計画の段階から看護師だけに任せるのではなく、一緒にロジックを整え、業務に支障をきたさないような環境調整も必要となります。このような組織のサポートによって、知的好奇心が刺激されて看護師の内発的動機づけに変化していきますので、看護研究は組織で行っているものという認識も大切にしてください。

「看護の探究・発展」を意識するためのポイント

研究対象者の権利を保障する（倫理指針解説9）

　精神科看護職は、より質の高い看護が提供できるよう、日々の実践や研究等により得られた最新の知見を活用するとともに、新たな専門的知識・技術の開発に努め、精神科看護の発展に貢献する。

　その研究においては倫理的配慮により、あらゆる研究の対象となる人々の不利益を受けない権利、情報を得る権利、自分で判断する権利、プライバシー・匿名性・機密性を守る権利を保障しなければならない。また、研究の目的によっては、積極的に当事者らと協働する。

倫理指針⑩ 多職種連携

定義

精神科看護職は、対象となる人々が、その人らしく地域で生活できるよう、当事者、および家族とそれらの団体、他の専門職・各種団体との連携を図る。

●「多職種連携」とは

　患者の健康上の問題は個々に違いがあり、身体的な苦痛と同時に、心理的な問題や社会的な問題、精神的な問題など、複合的な問題を抱えている場合が少なくありません。看護師だけで対応できるケアもあれば、他職種に協力を要請することもあります。入院直後から退院支援を開始する現代においては、より多くの専門職が連携して患者のケアに携わることが不可欠となっています。そのため、患者の利益を最善なものとして考え支援するためには、医師、薬剤師、作業療法士、精神保健福祉士、管理栄養士など異なる専門分野をもつ職種が協力し、共通の目標に向かって職務にあたる必要があります。

　2017年に「精神障害にも対応した地域包括ケアシステム」の理念が示されて以降、障害福祉計画および医療計画に基づき、保健・医療・福祉等関係者による連携の強化がより一層推進されるようになりました。この理念は、誰もが安心して住み慣れた地域で暮らすことができるよう、対象者のニーズと意思決定に応じた包括的な支援体制が求められるため、多職種連携は欠かせない機能といえます。

　支援が必要な対象者の健康状態や社会背景はさまざまであり、それだけ提供する支援やサービスも多岐にわたります。多職種連携では、それらの複合的なニーズに、各分野の専門性を活かした支援の提案ができるため、対象者の選択肢が広がります。加えて、対象者にとっては見通しが立てやすくなるため、個人の尊厳に基づく意思決定支援にもつながることでしょう。

　治療を必要としている対象者にとって、病院内でも在宅の場でも最も多くの時間を共有している職種は看護師であり、看護師は対象者に関して多くの情報を有しています。そのため多職種連携においては、看護師がリーダーシップを発揮して、組織やチームを先導する役割があることも意識しておきましょう。

ケースで考えてみる

▶多職種連携に取り組む場面

 Check! **「多職種連携」** が考慮されていないと…

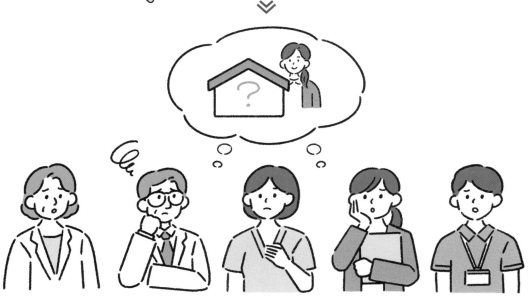

解　説

　多職種がかかわって支援していくといっても、情報共有や交換もなく、それぞれがバラバラに活動していては意味がありません。有機的な「多職種連携」とはどのようなものかイメージしながら、看護師としてリーダーシップをとり、コミュニケーションを図っていきましょう。

> ─┤＼ここを見直そう！／├─
>
> ☐ 多職種連携がうまく機能しないときは、どのような課題があるのでしょうか。
> ☐ 多職種連携を行ううえで大切なポイントを整理しましょう。
> ☐ 職場で実際に必要とされる多職種連携のパターンをイメージしてみましょう。

Suggestion! 「**多職種連携**」をふまえると…

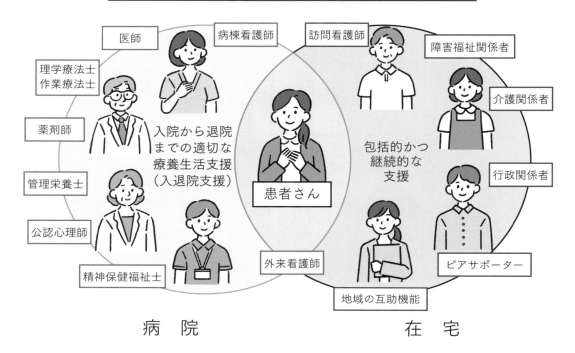

入院から在宅への切れ目のない支援体制

医師 病棟看護師 訪問看護師 障害福祉関係者
理学療法士 作業療法士 介護関係者
薬剤師 入院から退院までの適切な療養生活支援（入退院支援） 包括的かつ継続的な支援 行政関係者
管理栄養士
公認心理師 患者さん
精神保健福祉士 外来看護師 ピアサポーター
地域の互助機能

病　院　　　　　在　宅

対応のポイント

入院時から退院支援を考えて連携する

　疾病構造の変化や超高齢社会などにより、保健医療に対するニーズが複雑多岐にわたるなか、医療者側の支援のあり方やニーズのくみ取り方にもバリエーションが求められます。多職種連携では、対象となる人々のニーズに応え、質の高いケアを提供するために、さまざまな専門職とコミュニケーションを取りますから、状況に即した具体的なケアが提案できるようになります。

　現在、入院治療を通じて行われる支援は、退院が予定されてから在宅に戻る準備をするのではなく、入院時から退院支援を行っていくことが大切になっています。入院前の情報を共有したうえで回復過程を予測し、入院時から退院後の在宅生活に必要な支援計画を立案していきます。

専門分野の異なる多職種との連携

　職種の構成は患者さんのニーズに応じて変わることもあります。例えば、医師が治療の主体を担い、その病状によって不足するセルフケア支援に看護師が携わりながら、患者さんの健康

上のニーズによっては薬剤師、作業療法士、管理栄養士などの職種がかかわっていきます。

　しかし、各職種はそれぞれに他の業務にも携わっていますので、十分な支援時間を確保できなかったり、間接的にしか連携が図れないこともあります。また、各職種それぞれの専門性の違いによって、考え方や価値観が異なることもあり、支援の方向性・勤務状況・業務負担などのさまざまな要因から、職種間でコンフリクト（対立、衝突）がしばしば起こります。

コンフリクトをおそれない

　チームを構成して連携する際には、いかなる組織においてもコンフリクトは避けられません。しかし、実質的な患者さんのニーズに着目してコンフリクトが生じているのであれば、その対立は支援によい影響を与えることにもつながります。そのためには、チームのなかでもすべての職種とつながりのある看護師がリーダーシップを発揮することが望ましいでしょう。

　今後、精神科医療を取り巻く環境においては、多職種連携の輪がますます広がっていくことでしょう。地域の包括的かつ継続的な支援に関しても、看護師の役割は大きなものになっていきます。表2に日本精神科看護協会の活動理念を示しますので、看護師同士の横のつながりを築いていくためにも、この活動理念の実現を目指しましょう。

表2　日本精神科看護協会の活動理念

こころの健康を通して、
だれもが安心して暮らせる
社会をつくります。

「多職種連携」に伴う倫理的ジレンマ

　医療における多職種連携では、さまざまな専門職が協力することによって、あらゆる場面での医療等のニーズにも多面的なアプローチが可能となります。特に精神疾患や精神障害を抱えた人は多様な課題を抱えていることが少なくありませんから、より包括的に患者さんをアセスメントしていくためにも多職種連携が必要となってきます。

　多職種連携は、患者さんのケアを総合的かつ効果的に行うために重要ですが、その実現にはいくつかの課題が生じることがあります。まず、個々に専門性を有していることは大きなメリットですが、意思疎通が不足していると提供しているケアが重複していたり、反対に不足していることに気がつかなかったりすることもあります。特に看護師の技術は多種多様ですから、看護師が実施するケア、多職種に委ねるケア、共同して取り組むケアなどを具体的にしておくと、コンフリクトも起こりにくくなります。

　異なる医療機関や組織が関与する場合には、組織文化の違いが影響することもあります。例えば、医療機関であればある程度の治療環境が設定されているかもしれませんが、在宅療養では環境設定に工夫が求められます。加えて、急変時や病状悪化への対応場面で必ずしも医療者が介入できるとは限りませんから、多職種連携では職種間における「連携、提携、協力」を大切にしたチーム形成を心がけていく必要があります。

「多職種連携」を意識するための**ポイント**

同じ目標に向かって一緒に働く（倫理指針解説 10）

　精神科看護職は、対象となる人々が、その人らしい生活を継続できるよう、自律性の回復と維持、増進という目的を共有し、個々人では達成できないことを達成できるよう力を集めて取り組む。個々の役割と能力、その限界を理解し合った上で、情報を共有し、明確な目標を設定して連携体制を構築する。

倫理
指針
⓫

社会貢献・正義

定義

精神科看護職は、精神障害に関する正しい知識の普及やこころの健康づくりに寄与する。また、障害等の種類や有無を問わず、誰もが差別なく受け入れられ、安心して暮らせる社会の実現に貢献する。

●「社会貢献・正義」とは

　保健師助産師看護師法における看護師の役割は、傷病者・褥婦に対する療養上の世話または診療の補助を行うことにあるとされ（第5条）、入院治療中や在宅療養中の対象となる人々へ適正で安全な看護の提供を責務としています。それら看護師の役割と責務に加えて、精神科看護においては、日本精神科看護協会の定めた「精神科看護の定義」を念頭に、日々の看護実践に取り組んでいます（第1部1参照）。

　精神疾患は長期的な経過をたどる病気であり、慢性疾患と同様に、継続した治療やケアが求められます。症状が寛解しても、健康維持・増進のためには自身の生活態度や習慣を改めなくてはならないことが多く、特に在宅においては、当事者自身の決断と責任が重要視されます。つまり精神科看護師には、入院治療や外来診療を行っている対象者だけを支援対象とするのではなく、広く精神疾患を有する方等のこころの健康支援に寄与する活動が求められているということです。対象となる人々が地域社会の一員としてその尊厳が守られ、安心して生活が送れるような地域社会づくりに力を尽くすことも、看護師の責務であると認識しておきましょう。

　精神疾患や精神障害は誰にでも起こり得るものです。根拠のない偏見や差別により患者が社会的不利を被ることがないよう、社会や教育現場において、精神疾患・精神障害に対する正しい理解の普及・啓発等に努める必要があります。さらに、さまざまな領域の医療職に対しても同様の活動を行い、誤解や偏見の是正に寄与する活動を継続しなければなりません。

　日本精神科看護協会は、精神科看護における日本唯一の職能団体として最新の知識や技術、看護の質の維持と向上、精神障がい者の支援、精神科病院と社会との関係づくりなどの取り組みを70年以上にわたって積み重ねてきました。精神科看護師の経験に基づく知識や技術は、すべての人々のこころの健康を支える重要な社会資源です。この専門性を精神科看護師によって社会に広め、精神保健医療福祉政策にも貢献していきましょう。

ケースで考えてみる

▶社会貢献・正義に取り組む場面

 Check! 「社会貢献・正義」を考慮していないと…

≫

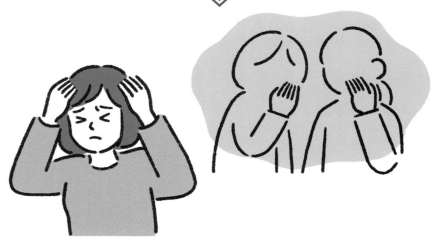

解 説

　心ない偏見や差別を受け苦しんでいる患者さんもいます。このような患者さんに看護ケアを提供することは当然ですが、他にどのようなことができるか、考えてみる必要があります。

┌─ ここを見直そう！ ─┐

☐ 看護師が行う社会貢献活動とはどのようなものでしょうか。

☐ 所属している医療機関が現在取り組んでいる社会貢献活動はどのようなもので
しょうか。

☐ 所属している医療機関は、地域にとってどのような役割機能があるのでしょうか。

Suggestion!

「社会貢献・正義」をふまえると…

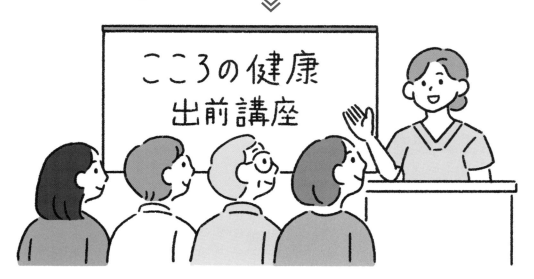

対応のポイント

●直接的な社会貢献と間接的な社会貢献

　社会貢献とは、社会の利益につながる行動のことをいいます。社会貢献には大きく分けて「直接的な社会貢献」と「間接的な社会貢献」があります。病院に務めている看護師は、入院している患者さんに対して必要な看護を提供することで、患者さんの健康回復や維持・増進に寄与していますが、この看護活動自体が「直接的な社会貢献」といえます。

　一方、看護師はプライベートでも医療や看護の知識を活用して人の相談にのったり、時には処置を施したりすることがあると思いますが、このような行動は「間接的な社会貢献」といえます。看護師などの専門職と呼ばれる職業は、基本的に一般の人が持ち得ていない知識や技術を有しています。その能力を提供する機会が社会貢献活動に結びついていることを認識しておくことも大切なことです。

●地域共生社会の実現に貢献する

　社会貢献活動をより一層推進していくためには、組織的な取り組みに協力することも重要です。例えば、「こころの健康出前講座」[*5] の講師として、こころの健康教育を実施することは、地域で生活する人たちの生活の質を向上させるきっかけづくりになります。また、地域交流の場に参加して、差別や偏見のない社会をつくるために、さまざまな対象者とともに考える機会をもつことができれば、地域共生社会の実現に貢献することもできます。さらに、このような

＊5：こころの健康出前講座
日本精神科看護協会では、「こころの健康」について正しい理解をもってもらうため、精神科看護師を企業・学校・施設などに派遣して講演やセミナーを行う「こころの健康出前講座」を実施している。

活動を通じた経験は、仕事で得る経験とは違った精神科看護師としての存在意義が感じられ、自身の職業的アイデンティティを高めることにも結びついてきます（図4）。

　こころの健康についての関心が高まっている現代において、精神科看護師への期待はより高まるものと思われます。

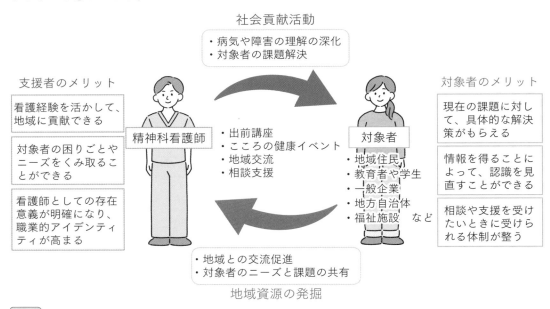

図4 **社会貢献活動の実例**

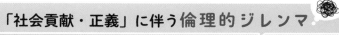

「社会貢献・正義」に伴う倫理的ジレンマ

　精神疾患や精神障害に対する社会の理解は以前よりは深まりましたが、その症状に対する認知や理解はまだまだ十分とはいえません。その理由の1つに症状の「見えづらさ」があります。風邪であれば咳などの症状が出て、周囲に気づいてもらえますが、こころに過度な負担がかかっていても、周りから見えづらいだけでなく、本人も無自覚で過ごしてしまうことが多いのです。また、もう1つの理由として「言いづらさ」があげられます。本人がこころの負担を自覚していても、「皆、このくらいがんばっているんだから」と、なかなか口に出せなかったりします。その結果、周囲もSOSに気づくことができず見過ごされてしまうことがあります。このような現状に、多くの支援者が懸念を抱いているのではないでしょうか。

　「精神障害にも対応した地域包括ケアシステム」では、普及啓発を通じ地域住民が精神疾患や精神障害に関する知識をもち、精神障害を有する方等にとって身近な人が支援の輪に入るといった取り組みを重要視して推進しています。このような支援機能の強化を推進していくためには、精神医療に携わる専門職が地域の人との交流を通して、地域の互助機能の向上に努めていく必要があります。

　精神科看護師が実施する精神疾患や精神障害に関する普及啓発活動は、一部地域への社会貢献活動にとどまらず、広く国民のこころの健康に寄与する活動となります。支援者が抱いている懸念も普及啓発活動によって支援の輪が広がれば変わっていくはずです。多職種連携や国・自治体などへの政策提言も踏まえて、社会貢献活動に取り組んでいきましょう。

「社会貢献・正義」を意識するためのポイント

正しい知識の普及と啓発（倫理指針解説11）

　精神科看護職は、対象となる人々が地域社会の一員としてその尊厳が守られ、安心して生活が送れるような地域社会づくりに力を尽くさなければならない。精神疾患や障害に対する根拠のない偏見や差別により社会的不利を被ることがないよう、社会や教育現場において、精神疾患や精神障害は誰でも起こり得るものであることや、メンタルヘルスについての正しい知識の普及・啓発等を行う。また、さまざまな領域の医療職に対しても同様の活動を行うことにより誤解や偏見を是正することに寄与する。

倫理
指針
⓬

法や制度改正等に向けた政策提言

定義

精神科看護職は、専門職能人として社会の要請に応えられるよう、専門職組織を通じて対象となる人々の権利擁護や、精神科看護の水準向上、価値の発展のために政策提言等を行い、よりよい制度の確立に貢献する。

● 「法や制度改正等に向けた政策提言」とは

　医療や福祉といった社会保障は、さまざまな法律や制度に基づいています。また、看護師は国が認めた国家資格で保健師助産師看護師法によって定められています。このように、看護師を取り巻く環境においては、常に何かしらの法律や制度・政策が反映されており、これらの法律や制度等に精通しておくことが重要になります。

　精神科看護師は、対象となる人々のニーズの実現を目指して、専門職として最大限の力を発揮し、臨床や地域において継続的な安全で安心できる医療サービスを提供することを心がけています。ただし、時代とともに精神医療を取り巻く環境も大きく変化しています。

　厚生労働省の医療計画では、2013年から精神疾患が加えられ、国内で広範かつ継続的な医療の提供が必要な疾患に位置づけられました。また、病院機能としても、「精神障害にも対応した地域包括ケアシステム」の構築推進に向けた施策によって、入院治療の効果を上げて新たな長期入院者を防止し、外来や訪問看護の機能強化の促進が求められています。

　このような精神科看護を取り巻く変化に対応するためには、個人の努力だけでなく、日本精神科看護協会等の専門職組織と連携・協働して、関連する法律や制度をよりよいものにするために、政策提言を行うことも大切です。

▶現状を政策提言につなげる場面

— 「**法や制度改正等に向けた政策提言**」に結びつけていないと… —

⌄⌄

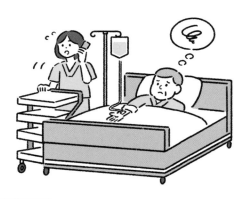 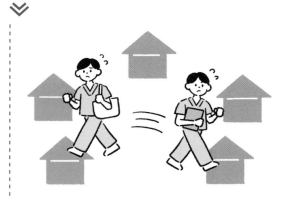

解　説

　看護師が不足していて、忙しすぎる、患者さんが困っていたり、自身も十分な看護を提供できていないと感じたことはないでしょうか。一人ひとりが懸命に働くことは大切ですが、個人の努力だけで状況を変えていくことには限界があります。改善すべき状態を変えていくためには、「看護」に取り組むほかに、どのようなことを行う必要があるでしょうか。

> ╱ここを見直そう！╱
>
> ☐ 所属している医療機関の強みはどういったところでしょうか。
>
> ☐ 所属している医療機関が苦慮している状況にはどのような問題がありますか。
>
> ☐ その問題を解消するためには、何（制度や法律など）を整備することが求められるでしょうか。

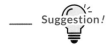 **「法や制度改正等に向けた政策提言」に結びつけると…**

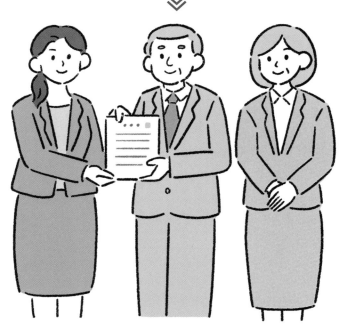

対応のポイント

制度の見直しを求める

　入院治療において看護師は、身体合併症疾患、難治性疾患、その他多様な課題をもつ患者さんへの手厚い看護援助と権利擁護の観点から、人権を尊重したより丁寧な看護が求められるなか、使命感をもって業務に取り組んでいます。しかし、我が国の看護職員配置数は決して手厚いとはいえず、患者さんの看護の質と量を保障することが難しい状況にあります。また、外来や訪問看護の支援を強化できれば、より地域定着を促進できるはずですが、現在の診療報酬等の評価では病院の運営が成り立ちません。

　このように、患者さんにとって必要な看護援助は見出せているものの、現実的には多くの課題によって、必要な看護が提供できない状況があります。それに対しては、日本精神科看護協会等を通じて診療報酬制度などさまざまな制度の見直しについての要望を国へ提出する必要があります。日本精神科看護協会の目的や事業は表3を参照してください。

他団体等と協働する

　また、臨床と地域がつながり、切れ目のない医療サービスを提供するためには、今以上に看護師の活動の幅を広げていかなければなりません。行政による地域共生社会に向けた取り組みは未だ十分とはいえません。このような場合には、必要に応じて他の団体（職能・学術・当事者など）等と協働して、調査を行ったり、政策提言を行ったりすることも、看護師として大切な活動だということを認識しておきましょう。

表3 一般社団法人日本精神科看護協会の概要

目的	本協会は、精神保健・医療・福祉領域での業務経験を有する者が集い、精神科看護領域の学術の振興を図り、その成果を活用することで、精神的健康について支援を必要としている人々が安心して暮らせる社会をつくっていくことを目的とする。
事業	（1）精神科看護領域の学術の振興を図り、その成果を活用して精神障がい者を支援していく事業 （2）精神障がい者の自立を目指す活動に協力し、支援していく事業 （3）一般公衆に対する精神保健医療福祉に関する普及啓発活動 （4）会員に情報提供を行う事業 （5）会員間の相互啓発・相互扶助を図る事業 （6）その他、本協会の目的を達成するために必要な事業

「法や制度改正等に向けた政策提言」に伴う倫理的ジレンマ

　医療や看護に関する社会的ニーズや価値観などは常に変化しています。精神医療においても治療対象者の若年化や高齢化、対象疾患の広がり、治療の高度化など、さまざまな変化に対応するために精神医療にかかる法律や制度が見直されています。

　法や制度の改正は、現在の問題や課題をくみ取り、効果的かつ公平な医療サービス提供の仕組みを構築するために行われますが、地域の状況やニーズの違いなどによってはどうしても偏りが生じてしまうことがあります。そのため、改正内容の重要性が理解できるものであっても、改正によって臨床現場の課題が解消されないのであれば、「このままではよい看護ができない」「効果があるケアを行っても評価されなければ続けられない」といった気持ちを抱いてしまうかもしれません。しかし、法や制度の改正が求められる背景にはこのような未来志向の強い動機をもった看護師たちの思いがあり、それが声となり、国の政策に反映されてきているのです。

　看護師は「責務」ということに高い関心をもっている職種の1つといわれていますが、今まで社会に対してはっきりとした存在意義を表明してこなかった過去があります。看護師自身が自分たちの社会貢献度をもっと認識して、社会にその声を発信していくことで、看護師の使命や責務、社会との関係、ヘルスケアに貢献している看護師の価値を社会が認知するようになります。国民の健康上の不利益を防ぎ、看護師の存在意義を高めるためにも一致団結して政策提言を行っていきましょう。

「法や制度改正等に向けた政策提言」を意識するための**ポイント**

医療・看護の政策に関心を向ける（倫理指針解説 12）

　精神科看護職は、法や制度に精通しておくことが重要である。その上で、対象となる人々のニーズの実現や専門職業人として最大限の力を発揮するために、臨床や地域において絶えず政策に関する情報感度を高め、看護の現場の課題を、専門職組織等に提供することによって貢献する。

　そして、精神科看護領域における課題に関して、一般社団法人日本精神科看護協会等の専門職組織と連携して、関連する法や制度をよりよいものにするために政策提言を行う。その際には、必要に応じて他団体等と協力する。

第 ③ 部

事例からわかる
精神科看護の倫理

Case 01 患者さんへの病名告知を家族が拒否した…

　高齢の統合失調症の患者さんにがんがみつかった。身体科を受診したところ、がんは進行しており、手術や化学療法などは本人の身体に負担があるため難しいと家族だけが説明を受けた。家族は本人の精神症状の悪化が心配なため、告知しないでほしいと希望しており、主治医は家族の意向を尊重して患者さん本人には告げない方針とした。

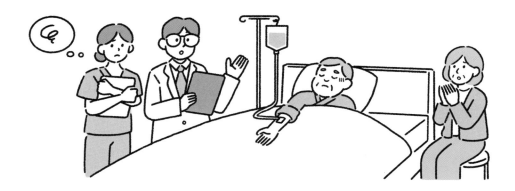

モヤモヤ POINT

😞 患者さん本人のことなのに、告知をしなくて本当にいいのだろうか？　余命を知る権利はどうなるのだろう？

倫理指針 POINT

① 人権尊重
② 善行
④ 知る権利、自律、自己決定の尊重

倫理的観点からの解説

がんの告知等は、患者さんにとって衝撃が強く絶望感や不安感を抱かせる可能性があります。特に、精神疾患を有する人の場合、現在の精神症状により影響をきたし、精神症状が増悪してしまうのではないかと心配になる家族や精神科医療従事者は少なくないでしょう。

倫理指針❶　人権尊重

精神科看護は、対象となる人々が納得できる最適な治療と満足できる看護を受け、その人らしい生活を営むために、個人の権利を擁護する役割を果たす必要があります。今回の方針については、対象となる患者さんはがん治療に対して説明を受けていないため、納得できる最適な治療とは言い切れない状況にあります。精神症状の悪化を心配する家族の意向も大切ですが、患者さんの権利という視点で皆で考えてみる過程が大切になります。

倫理指針❷　善行

このケースのように家族の意向と主治医の判断のみで治療方針が決定されることにより、患者さんが残された人生をどう生きるかの選択を奪う可能性についても、考える必要があるのではないでしょうか。家族の判断は、患者さんのことを心配しての配慮だと思われますが、原則としては、どのような治療を受けるかを決定するのは患者さん本人であり、その決定の機会を保障しながら、患者さんにとっての最善の利益に基づいた援助を行うことが求められます。

倫理指針❹　知る権利、自律、自己決定の尊重

特に、がんの病名告知や予後の告知に関して家族や医療従事者は、患者さんの「知る権利」と「知らないでいる権利」の狭間で強い倫理的ジレンマや葛藤を抱えることになるかもしれません。ただし、告知をしないことによって精神症状の増悪というリスクは回避できたとしても、病状の進行によって身体症状に変調をきたし、新たな不安を生じさせるリスクもあります。

がんの告知による患者さんの精神症状の増悪の可能性というリスクだけで考えるのではなく、病状の変化とともに患者さんが自分の状態や納得のいく医療や看護を受けられるベネフィット（幸福であることを含め）を理解できるように働きかけられるとよいでしょう。そのためには、家族を含めた多職種での検討の場を主治医へ提案することからはじめてみてください。

╲ココにも注目してみよう！╱

☐ 医師はどのような倫理的判断に基づいて、告知をしないという選択をしたのでしょうか。

🖉 _____

☐ 「知らないでいる権利」は個人の権利として認められるものなのでしょうか。

🖉 _____

Case 02 患者さんから身体の不調について相談を受け、主治医に報告をしたら…

　薬剤調整で入院している患者さんから、「薬が変更になってから身体が重く感じる」と相談を受けたため、主治医に報告した。主治医からは、「まだ変更して1週間しかたっていないから、そのまま様子を見て！」と言われた。

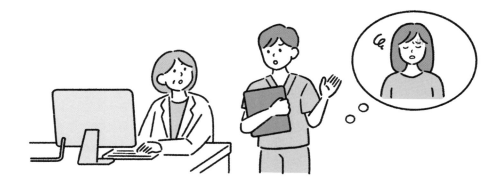

モヤモヤ POINT

😞 確かにまだ薬を変更したばかりだから判断は早い気はする。でも、ちゃんと患者さんの状況を確認せずに、このまま様子を見ていて大丈夫かな？

倫理指針 POINT

③　無危害

④　知る権利、自律、自己決定の尊重

倫理的観点からの解説

　精神科における薬物療法において、処方薬の変更後になんらかの変調を訴えてくる患者さんは少なくありません。特に日頃から訴えの多い患者さんであれば、「いつものこと…」ととらえてしまうことはないでしょうか。

　主治医の「そのまま様子を見て！」という言葉を受けて、何も対応しなくてもよいのか、看護師としてやるべきことはないのか、と悩んでしまうことは多いかもしれません。

倫理指針❸　無危害

　「無危害」の原則に基づくと、看護師は患者さんに危害を加えないように行動する必要があり、特に今回のような薬の変更などにおいては、効果とともに有害反応の出現に最大限の注意を払う必要があります。この状況では、患者さんが薬剤の変更後に体調不良を訴えています。看護師としては、この訴えを真剣に受け止め、すぐに主治医に報告しています。この点に関しては、適切な判断だったと思います。

　その結果、主治医が「様子を見る」と判断を下したとしても、看護師は患者さんの症状の変化を注意深くモニタリングし、必要に応じて何度でも医師に相談することが必要です。患者さんの安全と不安を第一に考えることが、倫理原則に則る行動だからです。

倫理指針❹　知る権利、自律、自己決定の尊重

　次に、「知る権利」の観点からはどうでしょうか。患者さんは自身の治療について正確な情報を知る権利があります。このケースでは、患者さんは薬剤の変更による体調の変化について身体の不調とともに不安を感じており、その不安を解消するためには、十分な説明が欠かせません。それには、「主治医」や「薬剤師」という専門職の説明が特に価値をもちます。看護師は患者さんの「知る権利」を尊重し、医師、薬剤師に対して、患者さんへの「安心感をもたらす」説明を促すことが必要です。また、看護師自身も患者さんに対して、説明で理解できなかった内容の確認を行い、わかりやすい言葉で情報を補足し、不安を軽減する努力が求められます。

　この状況においては、患者さんの訴えを聞き流さず、看護師が積極的に関与しつつ、患者さんの安全と心理的な安定を守るための情報提供にはどのような方法が適切なのかを見定めて、患者さんのために最善を尽くして行動することが、倫理的な対応といえます。

＼ココにも注目してみよう！／

☐ 患者さんが「飲みたくない」と訴えた場合、医学的必要性と自己決定の尊重とのバランスをどのようにとっていったらよいのでしょうか。考えてみましょう。

Case 03 患者さんに対する先輩看護師の態度が良くないと思ったとき

　一緒に夜勤をしていた先輩看護師が、患者さんに「後でって言ったでしょ！」と強い口調で伝えているのが聞こえた。先輩なので直接注意ができず、翌朝主任へ相談したが、「あの患者さんはそれくらい強く言わないとわからないから仕方ないね」と返された。

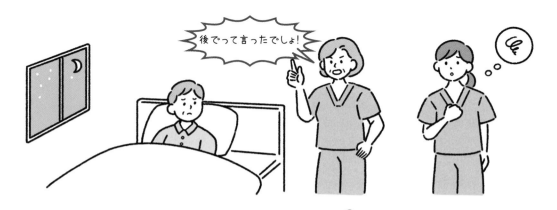

モヤモヤ POINT

😟 強い口調で患者さんの訴えを制止していたけれど、威圧的な感じがして、すごく嫌な気持ちになる…

😟 主任は強い口調で伝えることも仕方がないと言っていたけど、それって本当に仕方がないことなの？

倫理指針 POINT

① 人権尊重

② 善行

倫理的観点からの解説

看護師は限られた時間とスケジュールのなかで業務を遂行しているので、患者さんの訴えに常にタイムリーに対応できるとは限りません。そのようななか、不安や強迫観念などの精神症状のある患者さんから何度も訴えられたら、対応に苦慮することがあっても不思議なことではありません。

倫理指針❶ 人権尊重

ただし、看護師側にどのような事情があったとしても、威圧的に受け止められかねない言動には注意すべきです。患者さんの尊厳が守られ、精神症状を含めた患者さんの個性を尊重するためには、基本的に肯定的な態度で人と人との関係性を育んでいく必要があります。

このケースのように、強い口調で応対したことだけで、その看護師に倫理的な問題が生じているとはいえませんが、看護師の応対方法にバリエーションをもつことができれば、肯定的に応対できる他の方法も考えられたのではないでしょうか。

倫理指針❷ 善行

看護師が「やむを得ない」と判断せざるを得ない状況では、他に代替案がなかったり、少なからず看護師側の都合を優先した判断になっていることもあるのではないでしょうか。患者—看護師関係は、患者さんにとって最善の利益を考慮して援助するプロセスのなかで構築されていきます。患者さんに対してすぐに対応できない状況は、看護師にとっても本意ではありませんし、できることなら迅速に対応したいと望んでいることでしょう。

しかし、看護師が提供した援助と患者さんが求める援助が必ずしも一致するとは限りません。そのため、患者さんには常に情報提供と援助を受ける機会を保障して、個別的なアプローチと温かい配慮をもって接するように努めてください。

╲ ＼ココにも注目してみよう！／ ╱

☐ 患者さんに対しての理解やアセスメントは正しいのでしょうか。

🖉 _____

☐ 先輩が他の患者さんにも同様の応対をしていたら、どのような改善が求められるでしょうか。

🖉 _____

☐ 先輩だけでなく同僚であっても「意見しづらい環境」だとしたら、どのような課題が考えられるでしょうか。

🖉 _____

Case 04 家族や医療者が退院困難と考えていた患者さんから、「退院したい」と要望があったとき

　入院経過が長い患者Aさんから、突然「退院したい」との申し出があった。周囲のスタッフに伝えたところ、多くのスタッフが「無理だよね〜」という反応をした。主治医に報告しても、「Aさんは家族の受け入れも悪いし、そもそも薬の管理もできないから、退院してもすぐに再入院となるよね」と言われた。

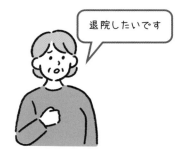

退院したいです

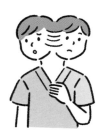

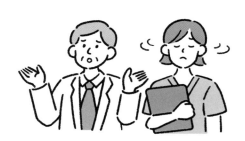

モヤモヤ POINT

😟 スタッフや主治医の言葉は、今までAさんの退院支援に長年取り組んできた結果から出た言葉かもしれないけれど、そのときのAさんに退院の意思はどのくらいあったのかな？

😟 Aさん自身が「退院したい」と言っているのであれば、退院できる、できないにかかわらず、きちんと対応すべきじゃないのかな？

倫理指針 POINT

① 人権尊重

② 善行

④ 知る権利、自律、自己決定の尊重

倫理的観点からの解説

　長期入院患者さんの退院支援は、本人の日常生活スキルの低さや退院先の環境が整わないなどの複合的な課題があるため、とても時間を必要とする支援です。Aさんのように、今まで多くのスタッフが退院支援にかかわってきたものの退院には結びつかず、その経過のなかでスタッフのモチベーションが下がってしまうようなケースは少なくありません。

倫理指針❶　人権尊重　　倫理指針❷　善行

　しかし、今回のように患者さんが「退院したい」と言っているのに対し、看護師がはじめからあきらめの気持ちで結論づけるのはどうでしょうか。今まで取り組んできた退院支援のなかで、Aさんの退院への思いや認識はどのようなものだったのでしょうか。この場面でも、Aさんが薬の管理ができないことや家族の受け入れの難しさが会話に現れていますが、Aさんができないことを他者が補う支援や、家族が安心できるサポート体制の提案などはなされていたのでしょうか。

　今回の「退院したい」というAさんの気持ちは当然のことながら個人の権利であり、看護師はその意思決定を擁護する役割を果たすことが必要です。現実的に困難な課題が山積していたとしても、Aさんから「退院したい」という意思を伝えてきたのですから、まずはAさんの自己決定を尊重し、そのための情報提供を行い、共に考え、最善と思われる選択肢を提供することが大切な看護援助になります。Aさんが退院したいと言ってきた理由が何かを丁寧に聞くことは、それ自体がAさんを尊重する行動につながり、理由を聞くことで退院支援に結びつく具体的なヒントが見つかるかもしれません。

倫理指針❹　知る権利、自律、自己決定の尊重

　主治医が言うように、Aさんは薬の管理が行えず、再入院のリスクが高いのかもしれませんが、Aさんが現状と予後を理解して、個人の最善の利益に基づいたベネフィットとリスクの両方について考えられるような支援をさらに充実させていく必要があると思います。

＼ココにも注目してみよう！／

☐　一度は困難な壁にぶつかった退院支援も、何かのきっかけで退院が見えてくる可能性があるのではないでしょうか。

✎ --

Case 05 スタッフが倫理研修になかなか参加しない…

　今年度の病棟目標を「スタッフ一人ひとりが倫理的感受性を磨く！」とした。そこで、ベテランの看護師Bさんに改めて外部の倫理研修を受講するように勧めたところ、「私はもうわかっているので、今さら研修を受ける必要はありません」と言われた。

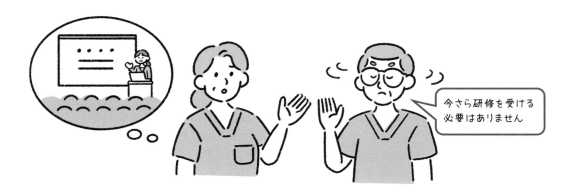

モヤモヤ POINT

😞 確かにBさんには、以前にも外部の倫理研修を受講してもらった経緯はあるけれど、他のスタッフの役割モデルとして改めて学んでほしいと思ったのに…

😞 病棟目標を達成するために自ら学ぶ姿勢をもってほしいのに、断るってどうなんだろう？　そんなに自信があるのかな？

倫理指針 POINT

⑦　人格の陶冶

⑧　継続学習

倫理的観点からの解説

　Bさんはベテラン看護師であり、外部の研修受講歴もあるため、「他に受講していない看護スタッフがいるのに、なぜ私が研修に行かなければならないのか?」といった思いがあったのかもしれませんね。また、Bさんは「今さら」という言葉を口にしていますので、研修を受講することは、Bさんのキャリアには必要のないものといった考えもあるのかもしれません。

倫理指針❽　継続学習

　確かに看護経験を積んでいくことで、多くの知識や技術がブラッシュアップされていきますから、Bさんにとってはその必要性が感じられなかったのかもしれません。しかし、専門職として、その使命と責任を自覚し質の高い看護を提供していくためには、自らの行動や態度を振り返り、律していく努力が求められます。

　また、病棟目標として「スタッフ一人ひとりが倫理的感受性を磨く!」を掲げているので、Bさんの看護経験を考えると、組織文化の醸成に資する活動に積極的に取り組む意識をもつことも、職務上の役割だと理解する必要があります。

倫理指針❼　人格の陶冶

　一方で、上司がBさんに役割モデルとしての期待をかけているのであれば、受講してもらいたい理由を伝えて動機づけを行い、学習意欲を喚起する働きかけが必要であったと思われます。

　今回のケースでいえば、「倫理教育を学んでほしい」という上司の思いを、Bさん自身は「上司が私を過小評価している」ととらえてしまった可能性さえあります。

　Bさんが納得して学習に取り組めるように、上司には部下の自尊感情に配慮した外発的動機づけが求められます。このように、部下の人格を尊重し成長に関心を向けて教育活動に携わる姿勢に、教育や指導を行う側の倫理観が求められるのです。

＼ココにも注目してみよう!／

☐　研修に参加したがらないスタッフの本当の理由は何かを、考えてみましょう。

🖉 _____

Case 06 病院で企画した倫理研修への参加者が少なく困った…

　病院として倫理的な医療提供が行えるように、病院の職員全員へ向けての倫理研修を企画した。ところが、事務職員から「私たちに必要あるんですか？」と問われ、さらに、「忙しいので、代表者1名しか参加させられない」と言われた。

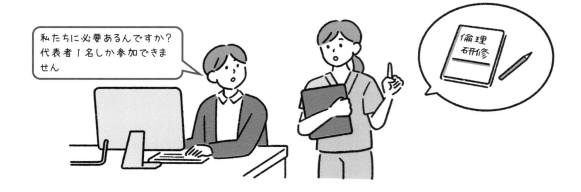

私たちに必要あるんですか？
代表者1名しか参加できません

倫理研修

モヤモヤ POINT

😣 「私たちに必要か」と聞かれて、とっさに説明ができなかったな。しかも、私たちだって忙しいのに、なぜ事務だけ代表者1名しか出さないって言えるのかな？

倫理指針 POINT

⑧　継続学習

⑪　社会貢献・正義

倫理的観点からの解説

　倫理研修への参加率は、病院全体の倫理意識を反映しています。倫理研修が多職種により活発に行われる組織は、「治療・ケアの質の向上」と「患者の尊厳と権利の尊重」が組織の風土に根づいていることを示しています。

　事務職員も、直接治療にかかわる医療スタッフと同様に、倫理的判断が必要とされる場面が多くあります。例えば、患者さんの個人情報を適切に管理し、不要な情報漏洩を防ぐための倫理的な対応、保険請求に関する透明性の確保により不正行為を抑止すること、そして、請求内容等を正確にわかりやすく説明し、患者さんや家族の理解、納得を得るインフォームドコンセントの実践などです。

倫理指針❽　継続学習

　多忙を理由にした研修参加の制限は、業務効率化につながるかもしれませんが、長期的には医療チーム全体の倫理意識と患者ケアの質に影響を与えます。病院は地域社会の健康に対して責任をもつ重要な機関であり、その役割を担うのは、多職種で構成する専門職です。そのような専門職には、公正で質の高い医療サービスの提供を行うための、継続的な倫理研修が不可欠です。倫理研修は、特別な誰かのためではなく、職員一人ひとりがそれぞれの職域で日常的に直面する倫理的ジレンマにどう向き合うかを学ぶ機会となります。事務職員も、専門職の一員として継続学習の責務があることを理解してもらう必要があります。

　そのためには、研修の必要性と目的を明確に伝え、事務業務における倫理的観点の重要性を示すことが重要です。スケジュール調整や複数回の実施を通じて参加しやすい環境をつくること、事務職員向けの具体的なケーススタディを用いた研修内容の工夫も有効です。

倫理指針⓫　社会貢献・正義

　倫理研修は、医療専門職の継続学習の一環であると同時に、社会貢献と正義の実践を目指しています。全職員の積極的な参加が不可欠であり、組織全体で倫理意識を高めることが、質の高い医療提供への鍵となります。

＼ココにも注目してみよう！／

□ 「多職種連携のための倫理研修」を企画するとしたら、どのような内容になるか考えてみましょう。

✎ _____

Case 07 金銭管理ができない患者さんが買い物を希望した…

　金銭管理ができないため買い物の代行業務を行っている患者さんから、おやつを買ってほしいと言われた。担当の看護補助者に対応をお願いしたところ、購入前から、書類に患者さんの受け取りサインをしてもらっているのを発見した。何を購入するのかを説明し、購入後にサインをもらうのが正しい手順だと看護師が説明すると、看護補助者から「先にサインをもらっておいたほうが、後から追加を言われたときに面倒でなくなる」と言われた。

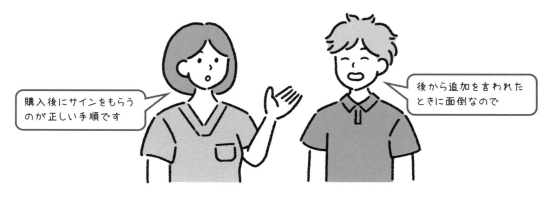

購入後にサインをもらうのが正しい手順です

後から追加を言われたときに面倒なので

モヤモヤ POINT

😣 先にサインをさせてしまったら、患者さんが何を購入したのか確認できなくなってしまうのでは？

😣 悪意をもったスタッフが不必要なものを購入しても、患者さんが気づくことができないのでは？

😣 患者さんにとって買い物がどれだけ大切かをわかっていないのかな？

倫理指針 POINT

② 善行

④ 知る権利、自律、自己決定の尊重

倫理的観点からの解説

　金銭管理ができない患者さんの場合、スタッフが代理で買い物を行う、いわゆる「代理行為」が必要になる場合があります。ただし買い物は、個人にとって必要な品物を自身の金銭を用いて購入するという、当然の権利であることを前提として、代理行為は必要最小限の範囲で行う必要があります。このケースでいえば、金銭管理はできなくても、売店に同行して一緒に商品を選んだり、購入した品物を確認してサインをすることなどができるわけですから、その権利や責任を看護補助者が奪っていることにもなりかねません。

倫理指針❷ 　善行

　たかがおやつかもしれませんが、患者さんにとっては大切な望みであり、軽く考えるべきではありません。しっかりと何を購入したいのかを確認し、実際に購入したことを伝えたうえでサインをいただくべきです。このような日常を大切にし、対話を続けていき、患者さんの納得感を支えていくことで、パートナーシップが育まれていくのです。

倫理指針❹ 　知る権利、自律、自己決定の尊重

　また、このケースのように、先にサインをするという方法では、患者さんは何をいくらで購入したのかなどの正確な情報が得られなくなります。さらに、結果的に患者さんの金銭をスタッフが勝手に使えてしまうという不適切な管理が常態化すると、横領行為などに発展しかねません。「面倒だから」という理由で簡略化するのではなく、金銭や物品などは患者さんの財産であることの認識を組織内で共有して、患者さんにもしっかりとその意識をもって確認してもらうことが不可欠です。

　買い物は日常の小さなイベントかもしれませんが、自己決定を育む機会でもあり、人間らしさを維持する大切な行為です。このような場面のなかにも大切な援助があることを理解して関係性を築くようにしてください。

╲ココにも注目してみよう！╱

☐ この患者さんは本当に金銭管理ができないのでしょうか。

🖊 ------------------------------

☐ 失敗は成功の母。一度や二度の失敗で自己管理ができていないと決めつけていないでしょうか。さまざまな自己管理の方法を考えてみましょう。

🖊 ------------------------------

☐ 自分がこの対応をされたら、不安や疑念を抱きませんか。

🖊 ------------------------------

Case 08

全介助を要し、かつ言葉での意思表示が できない患者さんに対応したら…

　全介助が必要で、かつ言葉での意思表示ができない患者Cさんに、窓から差し込む日差しが直接当たり暑そうにしていたため、カーテンで遮光した。ナースステーションに戻り、そのことを担当看護師に報告すると、「Cさんは窓の外を見るのが好きだし、いちいち太陽の日差しを考えてカーテンを閉めに行く暇なんかないわよ」と言われた。

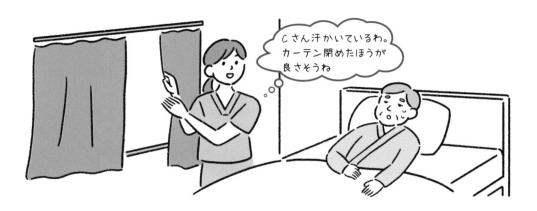

 モヤモヤ POINT

😞 患者さんのことを考えてカーテンを閉めたのに、しないほうがよかったのだろうか？
😞 看護師の都合が優先されるのは、おかしいのではないか？

倫理指針 POINT

② 善行
⑥ 自己管理
⑦ 人格の陶冶

倫理的観点からの解説

意思表示が十分にできない患者さんに対する看護は、援助者が主体となってしまう場合があります。そのため看護師は、患者さんに最適な看護を提供できていると認識していても、意識的に患者さんのニーズに応えられているかということを振り返り評価しながら、看護を展開していくことが必要となります。

倫理指針❷ 善行

看護師は患者さんの最善の利益となる看護を提供しますが、このケースのように、言葉で表現できない患者さんの意思を尊重した看護を提供することは、時に困難な場合もあります。しかし、そのような場合でも、患者さんの表情や動作からニーズを把握し看護を提供しなければなりません。このケースでは、看護師がCさんの表情から暑さによる不快感があることを認識し、それを取り除くためにカーテンを閉め、環境を整える看護を提供しています。しかし、担当看護師が「Cさんは窓の外を見るのが好き」と話しているように、カーテンの開閉が患者さんのニーズにあっているのかを判断するためには、その後の患者さんの表情や動作を観察しアセスメントすることが重要です。そして、さらにより良い看護が提供できるように努めることが求められます。

倫理指針❻ 自己管理　倫理指針❼ 人格の陶冶

また、担当看護師の「暇がない」という発言からは、業務に伴う時間管理がうまく調整できていない状況にあるのかもしれません。精神科看護師は業務量による身体的負担に加え、対人援助職としての心理的負担も多い専門職です。そのため、看護師自身が心身の健康を保ち、余裕をもって患者さんと向き合えるよう努力していかなくてはなりません。さらに、自身の言動が周囲に与える影響を考えるとともに、言動に責任をもち専門職として良識ある言動をとることが必要となります。

そのため、患者さんの示す非言語的メッセージから状態や思いを観察し、そして客観的な視点をもってアセスメントを行い、最善の看護を提供していけるよう努力してほしいと思います。

┌─ ＼ ✎ ココにも注目してみよう！ ／

☐ 暑そうにしていると判断したことを客観的な視点で判断するために、観察以外の方法では何が考えられるでしょうか。

✎ _____

☐ 担当看護師とどのように情報共有すれば、より良い看護実践ができるのか、考えてみましょう。

✎ _____

Case 09 夜間の尿量が多い、おむつを装着した患者さん

　夜勤での排泄ケア時に、ペアの看護師から「この患者さんは夜間の排泄量が多くて、以前、尿漏れしてシーツ交換までしなければならなかったから、尿パットを二重に入れておきましょう」「それに、夜間におむつを交換すると睡眠の妨げになるでしょ？」と言われた。

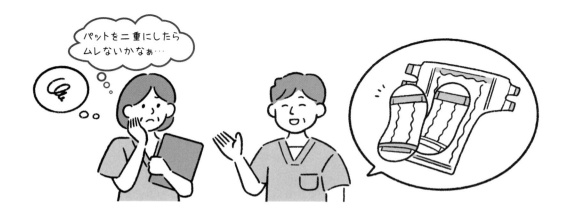

パットを二重にしたらムレないかなぁ…

 モヤモヤ POINT

😞 夜間の排泄ケアは睡眠重視になりがちだけれども、本当にそれって患者さん中心の看護っていえるのかな？

倫理指針 POINT

① 人権尊重
⑧ 継続学習

倫理的観点からの解説

　人間にとって排泄をするという行為は生理的ニーズであり、人間らしく生きていくための基本的な営みです。そのような基本的な営みを自分自身で思うようにできなくなるというのは、とてもつらいことだと思います。食べること、排泄すること、個人衛生を保つことなどの基本的ニーズは、できる人にとってはあまりにも日常的な行為ですから、自分でできない状況にならない限り、その大切さが認識できないものです。

倫理指針❶　人権尊重

　看護師には、保健師助産師看護師法で規定されている「療養上の世話」という、人間の生活活動を患者さんが望む方法やタイミングで行えるように援助する役割を担っています。今回の排泄援助もそうですが、このような療養上の世話は、おむつ交換の頻度がどうかではなく、患者さんに代わって排泄行為を援助している専門性の高い看護援助であるという認識を、看護師がもたなければなりません。

　夜勤業務は限られた看護スタッフで業務を遂行していかなければならないため、結果的に看護師側の業務や都合を優先した判断をしてしまったという経験を、多くの看護師がしているのではないでしょうか。今回のケースのように、患者さんの睡眠に配慮したケアは重要な看護援助ですが、選択した排泄援助方法が患者さんの排泄と睡眠両方に配慮しようとしっかりと検討されたものでなければ、患者さんのニーズをくみ取った援助とは言い難いでしょう。疑問に感じた看護師も、今までの病棟でのやり方に「これでいいのかな」と気づきながらも同様の援助を続けているのであれば、組織のなかで感覚麻痺を引き起こしているのではないかと、注意する必要があります。

倫理指針❽　継続学習

　現在は、排泄ケアについても研究がなされ、患者の排泄パターンにあった紙おむつも開発されてきています。院内教育で排泄ケアについてカンファレンスや学習会等を開催するなど、患者さんの個別ケアの方法を検討していくことも行っていきましょう。

＼ココにも注目してみよう！／

☐ 排泄ケアについて、患者さんの要望や思いも聞いてみましょう。

🖉 ┈┈┈┈┈┈┈┈┈┈┈┈┈┈┈┈┈┈┈┈┈┈┈┈┈┈┈┈┈┈┈┈┈┈┈┈┈┈┈

☐ 夜間業務の業務量などについても考えてみましょう。

🖉 ┈┈┈┈┈┈┈┈┈┈┈┈┈┈┈┈┈┈┈┈┈┈┈┈┈┈┈┈┈┈┈┈┈┈┈┈┈┈┈

Case 10 身体的拘束中の褥瘡予防を提案したら…

　Dさんは自殺企図があることから、精神保健指定医の判断で身体的拘束が開始された。また、Dさんはるい痩が激しいため、褥瘡発生予防が必要だと考え、病棟カンファレンスで体位変換を提案した。しかし、「体圧分散マットレスを使っているから、体位変換は必要ない」という意見があり、体位変換は行わないこととなった。

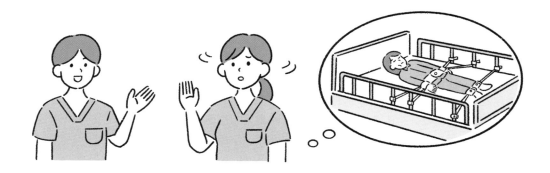

モヤモヤ POINT

😟 患者さんの状態を判断して、褥瘡発生予防として看護師ができることを提案したのに、なぜ「必要ない」と判断されてしまうのだろう？

😟 Dさんはるい痩が激しいけれど、褥瘡発生リスクが高いとは思わないのかな？

倫理指針 POINT

① 人権尊重

③ 無危害

⑧ 継続学習

倫理的観点からの解説

　入院患者さんの身体的拘束は、精神保健福祉法により、患者さんの生命を保護することを目的として、身体的拘束以外によい代替法がない場合に限り認められている行為です。身体的拘束を実施すること自体が、患者さんの人権や尊厳を傷つけることにつながるということを理解し、患者さんの気持ちに寄り添った看護を行うとともに、身体的拘束による二次的障害を防ぐための観察、ケア等に細心の注意を払う必要があります。

倫理指針❶　人権尊重　　倫理指針❸　無危害

　精神科看護師には、対象となる人々に危害を及ぼしてはならない、また、危害が及ぶのを防ぎアドボケイトとして行動する「無危害」の原則に基づいて行動することが求められます。病棟カンファレンス等においては、主治医やリーダーなどの意見が優先される状況が少なくないと思います。臨床ではそのような状況に流されてしまうことで、倫理的ジレンマを抱くことがあります。

　患者さんに褥瘡発生などの危害が及ぶことを防ぐために、体位変換を提案することはアドボケイトの立場から大変重要な行動です。特にDさんの場合はるい痩が激しく、褥瘡ハイリスクの状態であると考えると、他の患者さんは体圧分散マットレスだけで褥瘡が予防できたとしても、Dさんは褥瘡を発生させてしまうかもしれません。看護師全員がアドボケイトの役割を理解して、体位変換などの提案を尊重できるチームになることが求められます。

倫理指針❽　継続学習

　さらに看護師には、身体的拘束に伴う二次的障害を防ぐために、最新の知識・技術を身につける「継続学習」の責務があります。身体的拘束には褥瘡の発生予防に限らず、誤嚥の防止、深部静脈血栓症の予防などに対する専門能力が要求されます。自分自身および看護チームの看護実践と、その結果に責任を負う立場にある専門職として、継続学習に努めることが必要です。

╲ ココにも注目してみよう！ ╱

☐ 体位変換が必要ないと判断した根拠は、どのようなところにあるのでしょうか。

✎ --

☐ 身体的拘束を最小限にするための代替方法などは、十分に検討されたのでしょうか。

✎ --

Case 11 隔離処遇が延長している患者さん

　Eさんは他患者への暴力があったため隔離処遇となった。翌日には「もう暴力を振るわない」という本人の言葉も聞かれたため、まずは時間開放で様子をみることになった。しかし、その後1週間経っても隔離解除の指示が出ないため、病棟カンファレンスで問題提起をしたところ、同僚から「どこで暴力が起こるかわからないし、暴力に至ってから隔離しても遅いから解除しないほうがいい」と言われた。

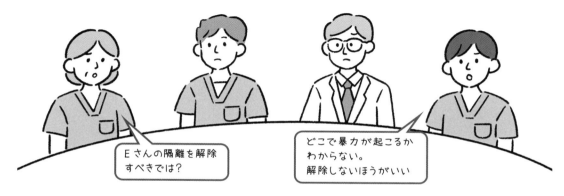

Eさんの隔離を解除すべきでは？

どこで暴力が起こるかわからない。
解除しないほうがいい

モヤモヤ POINT

😞 患者さんは暴力を振るわないと発言しているのに、暴力が起こるかもしれないことを理由に、隔離が長引くことはどうなのだろうか？

😞 患者さんは納得できないのではないだろうか？

倫理指針 POINT

① 人権尊重

② 善行

③ 無危害

④ 知る権利、自律、自己決定の尊重

倫理的観点からの解説

入院患者さんの隔離は、精神保健福祉法により、医療または保護を図ることを目的として、隔離以外によい代替法がない場合に限り認められている行為です。隔離を行うこと自体が、患者さんの人権や尊厳を傷つけることにつながるということを理解し、患者さんの気持ちに寄り添った看護を提供することが求められます。

倫理指針❶　人権尊重　　倫理指針❹　知る権利、自律、自己決定の尊重

Eさんのように、他患者への暴力行為を理由に隔離処遇となった場合には、患者さん自身が隔離を要する理由や目的を十分理解できていないことも想定されます。患者さんによっては、懲罰的な目的で隔離されたと認識する場合も否定できません。したがって看護師は、患者さんが精神保健指定医の説明をどのように理解しているのか確認し、理解が不十分と思われたときには、患者さんの理解が得られるように繰り返し説明をすることが必要です。

Eさんの「もう暴力を振るわない」という言葉に、看護師がどのように向き合うのかという点も重要になります。看護師はそのときの患者さんの病状やそれまでの自己の経験に基づいて、また暴力が起こるかもしれないというリスクを考えることが少なくありません。しかし、患者さん個人の権利を擁護し、患者さん自身が自らの行動を判断して医療に向き合うことができるように、患者さんの「意思形成」「意思決定」を尊重することが大切です。

倫理指針❷　善行　　倫理指針❸　無危害

医療・看護の現場においては、医療安全管理の視点からリスク回避が優先されることが少なくありません。しかし、再び暴力行為が起こるかどうかを正確に予測することは容易ではありません。リスク回避の観点が強まることで、隔離が長期化するおそれがあります。看護師は常に「切迫性」「非代替性」「一時性」の三原則を念頭に置いて判断することが求められます。

暴力のおそれが切迫していないと判断されるときには、隔離以外の方法で患者さんの安全を確保したり、見守ったりすることができる看護実践の検討が重要になります。

＼ココにも注目してみよう！／

☐ 隔離解除に向けた検討は、どれくらいの間隔・頻度で行うのが適切なのでしょうか。

☐ 他職種はどのように判断しているのでしょうか。

Case 12 入院時に拒否が強かった患者さんに説明するとき（Part1）

受診時に著しい精神運動興奮が認められたため、医療保護入院となった患者さん。翌日、患者さんから「入院させられた理由を説明しろ」と要望があったため、病棟師長へ相談したところ、「今日は主治医が不在だし、入院時に説明書を渡しているからわざわざ説明する必要はないんじゃない？」と言われた。

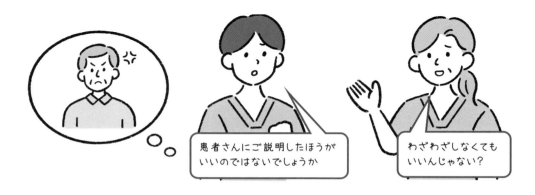

患者さんにご説明したほうがいいのではないでしょうか

わざわざしなくてもいいんじゃない？

モヤモヤ POINT

😟 主治医が不在ということが理由になるのだろうか？
😟 看護師から補足説明することもできるのではないだろうか？

倫理指針 POINT

① **人権尊重**

② **善行**

④ **知る権利、自律、自己決定の尊重**

倫理的観点からの解説

　医療保護入院のように、患者さん自身の意思によらない非自発的入院の場合には、患者さん自身が入院に納得できていない状況が多くあります。特に入院時には納得できない思いが強く、患者さんは自身の「人権」が傷つけられた状況になっています。看護師はそのような患者さんの思いと状況をよく理解したうえで、非自発的入院の患者さんにかかわることが必要です。

倫理指針❹ 知る権利、自律、自己決定の尊重

　入院理由は主治医から説明するべきであると考える看護師が少なくありませんが、看護師が医療チームの一員であることを意識して、看護師の立場からも必要に応じて説明することが求められます。これは患者さんの「知る権利」を尊重することであり、患者さんが理解しやすい言葉を用いながら繰り返し説明することが大切です。

　非自発的入院であったとしても、患者さんが入院の目的や必要性に関する理解を深めていくことで、自分自身の状態やニーズに気づくことができます。そのことは、入院治療に対する「意思形成」「意思決定」を支援することにもつながります。患者さんの意思を尊重した温かいかかわりは、精神科看護の実践で最も重視されていることであり、看護の対象となる人々とお互いに協力し合う「パートナー」として、患者さんが入院治療に向き合えるように取り組むことが大切です。

倫理指針❶ 人権尊重　倫理指針❷ 善行

　そして、医療保護入院となった患者さんについては、自分の状態や入院治療の必要性に関する理解が深まった時点で、入院形態を任意入院に切り替えることが望ましいといえます。任意入院になることで開放的な処遇となり、患者さんの人権や尊厳を尊重することにつながります。

　したがって看護師は、医療保護入院の患者さんができるだけ早く任意入院に切り替えることができるように支援することが求められます。患者さんとどのような医療を受けるかについて一緒に考えながら、患者さんが意思決定できるように支援していくことが大切です。その際、患者さんには「医療を受けることを選択しない権利」があることも念頭に置いて、医療職側の考えを押しつけないことに留意する必要があります。

> ✎ ✨ココにも注目してみよう！✨
>
> ☐ 入院に対する患者さんの気持ちや思いに、十分耳を傾けることができていたでしょうか。
>
> ✎ _____
>
> ☐ 医療チームスタッフの役割や責務について、日頃から検討しておきましょう。
>
> ✎ _____

Case 13　作業療法への参加を促してもなかなか参加しない患者さん（Part1）

　ある患者さんに作業療法に参加しないかと声をかけると、「今日は眠いからいいや」「今日は暑いから出たくない」などと言われた。しかし、1か月以上不参加が続いているため、治療上よくないのではないかと同僚のF看護師に相談すると、「別に出たくないなら無理に参加させなくてもいいんじゃない？」と言われた。

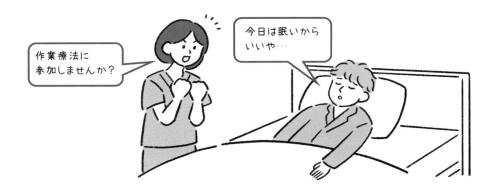

作業療法に参加しませんか？

今日は眠いからいいや…

モヤモヤ POINT

😟 患者さんにとって必要性があるから指示が出ているのに、どうしてF看護師は平然とあんなことが言えるのだろうか？　何が本当に必要な援助なのかわからなくなってきた…

倫理指針POINT

④　知る権利、自律、自己決定の尊重

⑦　人格の陶冶

倫理的観点からの解説

　患者さんは治療を自由に選択し、自身で決定する権利をもっています。ただし、患者さんが治療や援助を受け入れなかった場合においては、必ずしもその判断を容認することが患者さんの意思決定を尊重しているともいえません。

倫理指針❹　知る権利、自律、自己決定の尊重

　看護師は、患者さんが自ら治療に参画し、納得して医療や看護を受けることができるよう、治療の必要性や効果について丁寧に説明し、その説明内容をどのように受け止めているかも含めて、患者さんの意思をくみ取る必要があります。今回のケースの患者さんは1か月以上作業療法に参加していないわけですから、作業療法開始時から説明が不十分で理解を得ていなかったのか、それとも必要性を感じられず参加する意思がなくなってきたのか、などのような何かしらの理由があると思われます。

　同僚F看護師の発言は、作業療法を受けることを選択しないという患者さんの権利を尊重しているのかもしれません。しかし、作業療法が今後の患者さんの生活の質を高める治療の一環であるならば、安易な意思決定の尊重は、患者さんのニーズをくみ取った判断とはいえません。一方で、患者さんが自分の状況を十分に理解したうえで自身のニーズに気づき、そのうえで作業療法に参加しないという判断をしたのであれば、医療者は治療計画を見直して、他の治療計画を提案することが望まれます。

倫理指針❼　人格の陶冶

　人の意思決定は、周囲の態度や関係によって影響を受けやすいものです。また、人の意思は、固定しているものではなく、変化していくもので、その過程においてかかわる看護師の価値観や人間性がしばしば反映されます。看護師が患者さんに関心をもって、良識ある態度で看護援助が行えるよう、人として成長する意識も大切にしていきましょう。

ココにも注目してみよう！

☐ 看護師の知識や経験不足が感じられるケースですが、今後、看護師にどのような看護活動が求められるでしょうか。

✎ _____

☐ 多職種連携の観点から考えられることはないでしょうか。

✎ _____

Case 14 　作業療法への参加を促してもなかなか参加しない患者さん（Part2）

「今日は作業療法に行かれますか？」と患者さんに問うと、「今日は眠いからいいや」「今日は暑いから出たくない」などと言われた。しかし、この1か月参加していない状況があり、他のスタッフにこのままではよくないのではないかと相談したところ、3名の看護師が患者さんのところに行き、「今日は作業療法に行っていただきますよ」と無理やり連れて行った。

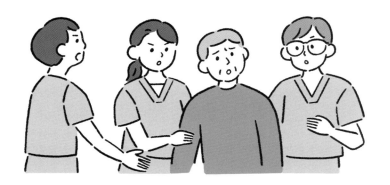

モヤモヤ POINT

☹ 患者さんを看護師3人で無理やり連れて行くのはひどいのではないか？
☹ 患者さんに恐怖心は与えていないのだろうか？

倫理指針 POINT

1. 人権尊重
2. 善行
3. 無危害

倫理的観点からの解説

　精神医療のなかでは、患者および看護師の安全を確保するために、複数の看護師で対応しなければならない状況があります。しかし、これらの対応が患者さんにとっては不信感につながり、患者さんの自己決定を脅かしているおそれがあることも理解し、対応方法を考えることが求められます。

倫理指針❶ 人権尊重

　このケースでは患者さんの意思に反して、看護師の一方的な説明と複数人での対応をとって患者さんを強制的に作業療法へ連れて行っています。この行為は、作業療法に参加しないと決めた患者さんの権利を傷つけているおそれがあります。さらに、患者さんにとって作業療法に参加すること自体が苦痛を伴う出来事になっている可能性もあります。治療となるべき作業療法が、患者さんにとっての不利益となっているかもしれないことも理解しなければなりません。

倫理指針❸ 無危害

　また看護師は、患者さんが安全に作業療法へ参加できるようにするための方法として、看護師3人での対応が必要であると判断したのかもしれませんが、患者さんにどのような影響を与えたのかということもしっかりと確認する必要があります。対応時の看護師の言動が患者さんの人権を脅かしていないか、患者さんにとってどのような選択が最良の提案となるのかを考える習慣を身につけていくことも必要になります。

倫理指針❷ 善行

　看護師は患者さんの自己決定を支援しながら、患者さんが不利益を被らないように看護を提供していきます。ただし、精神医療では患者さんの自己決定が必ずしも患者さんにとって利益となることばかりではありません。患者さんが理解できるよう丁寧に情報を提供し、そして患者さんにとって最善となる方法を選択できるように看護を展開していくことが求められます。しかし、倫理的感受性を個人の努力だけで維持するには限界があるため、倫理カンファレンスを活用するなどして、組織的に取り組むよう努めていきましょう。

╲ ✎ ココにも注目してみよう！ ╱

☐ 患者さんが作業療法に参加できるようにするために、どのような方法が考えられますか。

✎ --

☐ 作業療法士との連携についても考えてみましょう。

✎ --

Case 15 入院時に拒否が強かった患者さんに説明するとき（Part2）

　家族より、家で暴れているからすぐに診てほしいと言われ、緊急受診となった患者さん。外来で本人は「誰が入院なんてするか！　みんな殺してやる！」と大声で叫んでいる。医師は医療保護入院に関する説明文を渡し、病棟から迎えに来ていた看護師3名で抵抗する患者さんを囲むようにして病棟へ連れて行った。

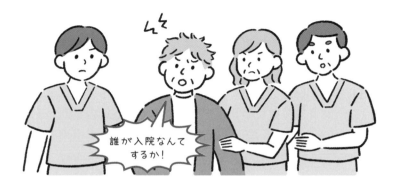

誰が入院なんてするか！

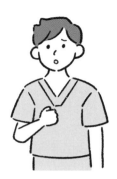

モヤモヤ POINT

😞 大勢の看護師に取り囲まれた患者さんは、どのような気持ちだったのだろうか？

倫理指針 POINT

1. **人権尊重**
2. **善行**
3. **無危害**

倫理的観点からの解説

　緊急受診から医療保護入院になる患者さんの対応場面では、患者さんを病棟まで安全に誘導するため複数の看護師で対応しなければならないことがあります。また、興奮状態にある患者さんへの説明は困難と判断し、とりあえず病棟へ連れて行こうという思いがあったかもしれません。この患者さんの状況をよく理解している医師や看護師はやむを得ないと思うかもしれませんが、本人やこの場面を見ている家族や周囲の人はどう理解するでしょうか。

倫理指針❶　人権尊重

　医療保護入院時などでは、特に「人権尊重」を心がけた対応が求められます。精神科の入院場面では、病状の重い患者さんへの対応や、患者さんの家族への支援を考える機会が多くあります。そのようなときこそ、患者さんの基本的人権を尊重し、患者さんができるだけ安心して医療を受けることができるよう、看護チームで対応することが大切です。

倫理指針❷　善行　　倫理指針❸　無危害

　入院時に、「今は病識が乏しいから」とか「今は理解できないから」などと判断し、患者さんへの説明を省略したり避けたりすることは適切ではありません。患者さんは病状が重かったときや自分がつらかった場面においてでも、看護師がどのような対応だったのか、どのような言葉をかけてくれたのかなど、鮮明に覚えている人が少なくありません。

　病的体験は患者さんにとって大変不安な状況です。さらに、多くの看護師に囲まれることで恐怖を感じるとともに、自分の意思に反して入院となることは自身の自尊心を損なう体験にもなります。そのようなときだからこそ、看護師は患者さんの不安な気持ちに目を向けて、少しでも安心できるような声かけを行う必要があります。

　このような入院場面での患者さんの態度は、看護師にとっては日常の出来事として目に映ると思います。しかし、患者さん一人ひとりにとっては非日常の出来事であるということを認識し、常に個別的なアプローチと温かい配慮をもって接するように努めましょう。入院場面の対応で倫理的な緊張感を欠けば、患者さんの尊厳を傷つける危うさがあります。

　また、入院時の対応は、その後の患者―看護師関係にも大きく影響します。医療保護入院となった患者さんができるだけ不利益を被らないよう配慮し、より望ましい看護を提供するために、患者さんとの関係構築に努めることが大切です。入院後は、患者さんの最善の利益に基づいて納得がいくまで何度でも話し合う機会をつくることが必要です。

　＼ココにも注目してみよう！／

☐　非自発的入院となった患者さんとその家族との関係性に対する看護について振り返ってみましょう。

✎ ....

Case 16　患者さんからのプライベートな相談に対応した後…

　患者Gさんより話を聞いてほしいと言われた看護師が、話を終えた後にナースステーションに戻ってきて他のスタッフに、「何の話だったと思う？　Gさんの恋愛相談だったのよ！　Gさんの彼氏って、大企業のエリートなんだって〜」と言っているのを聞いた。

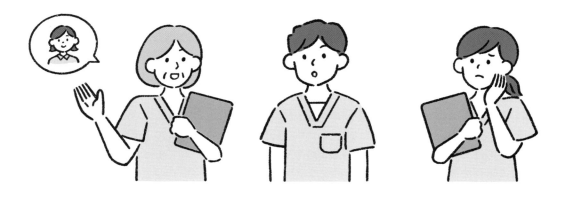

モヤモヤ POINT

😞 患者さんのプライベートの話を簡単に漏洩していいのだろうか？　でも、看護の情報共有とどう違うのだろう？

倫理指針 POINT

① 　人権尊重
⑤ 　守秘義務

倫理的観点からの解説

　看護師は日常的に、患者さんの家族構成や病歴などのプライバシーにかかわる情報を共有しています。これは看護上必要な情報共有であり、患者さんの治療計画やリスク評価に不可欠です。しかし、このケースでは、看護に直接必要のない（と思われる）個人的な情報を共有したことで倫理的な問題が生じたと考えられます。

倫理指針 ❶　　人権尊重

　人権尊重の観点から、患者さんの自律性と尊厳は看護倫理の重要な概念です。患者さんから得た情報を共有する際、その情報が患者さんのケアに直接関係しているかどうかを常に考慮する必要があります。例えば、個人的な恋愛話や恋人の職場情報など、必要性のない情報を共有することは、患者さんの尊厳を侵害しており不適切です。

倫理指針 ❺　　守秘義務

　守秘義務の観点では、看護師には患者さんから得た情報を守る法的義務があります。看護上必要な情報の共有は患者さんの同意を得て、必要最小限にとどめるべきです。今回のケースでの不必要な情報共有は、守秘義務違反であり、看護師を信頼してくれたＧさんとの信頼関係を損なうものです。

　精神科看護の文脈では、患者さんの感情的な悩みやストレス要因を理解することが重要です。患者さんが恋愛問題に悩んでいるという情報は、看護計画に反映される可能性があります。しかし、このような情報を共有する場合、その内容や範囲は慎重に考慮し、患者さんのケアに直接関連するスタッフ間でのみ行うことが重要です。また、共有する際は患者さんの同意を得て、どの程度の情報を共有するかを事前に話し合うことが望ましいと考えられます。

　結論として、看護師は患者さんの自律性と人権を尊重し、必要な情報のみを共有することで守秘義務を遵守し、倫理的な看護を実践することが大切です。また、患者さんの感情的な悩みを理解し、看護計画に反映させることも必要ですが、その際には患者さんのプライバシーと尊厳を最優先に考慮する必要があります。

＼ココにも注目してみよう！／

□　このケースを振り返って、「看護のプロフェッショナリズム」について話し合ってみましょう。私たちは社会的にプロの看護師として、どのような行動、言動が求められているのでしょうか。

Case 17 患者さんからプライベートな相談にのってほしいと言われた…

　患者Hさんから、「遺産相続のことで悩みがあるから話を聞いてほしい」と言われ、I看護師が相談にのっていた。相談中にI看護師は「すごいね。いったいどれだけ遺産があるの？」「Hさんは誰に相続したいの？」などと、自身の興味関心から、必要以上にHさんのプライベートな話を聞いていた。

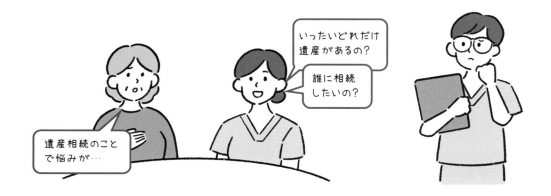

モヤモヤ POINT

😟 患者さんからの相談だとしても、看護師の立場からそこまで詳しい内容を聞く必要があるのだろうか？

倫理指針 POINT

⑤	守秘義務
⑦	人格の陶冶
⑩	多職種連携

倫理的観点からの解説

　患者さんから相談を受けたときに、詳しい内容を把握して、そのうえで助言を行いたいと思う気持ちは理解できます。看護師は日頃から患者さんが抱える課題の内容、背景などに関する情報収集を行い、全体像を把握したうえでアセスメントを行う習慣があるからです。

倫理指針❺ 守秘義務

　しかし、患者さんの情報収集は「合目的的」に行う必要があります。看護実践や看護師の役割遂行に欠かせない情報のみを収集するようにして、興味本位や個人的な関心から踏み込んでいくことは避けるようにしましょう。また、業務上知り得た情報であっても、内容によっては患者さん本人の了承を得ずに、他の職員に伝えないように留意することも必要です。

倫理指針❼ 人格の陶冶 　倫理指針❿ 多職種連携

　また看護師は、「看護」という仕事を誇りあるものとするために、看護師として日々の行動の是非をわきまえて、社会の信頼と期待に応えられるよう良識のある態度を示す必要があります。患者さんの財産や相続人にかかわる内容は、かなりプライベートな内容であり、看護師の立場から詳しく質問することはさまざまな問題をはらみます。そのことを知った患者さんの家族から心配されたり、疑問を抱かれたりする危険性もあります。

　看護師として患者さんの相談にのりたい、役立ちたいという思いは評価されるところです。ただし、看護師が受けることが難しいと判断される相談内容のときには、その内容に応じて相応しい職員を紹介したり、つなげたりするようにしましょう。

　看護師が個人で対応できないようなときには、「多職種連携」により解決を図ることが求められます。内容によっては他機関の職員との連携も必要になりますので、日頃から連携体制が構築できるように心がけていきましょう。

＼ ココにも注目してみよう！ ／

☐ 遺産相続の相談は、どのような機関・職種にお願いするのが適当なのでしょうか。

✎ --

☐ プライベートな相談に看護師はどこまで応える必要があるのでしょうか。

✎ --

Case 18 通勤時のバス車内での会話が聞こえてきた…

　駅までの職員送迎バスの中で、隣の病棟の看護師同士が「今日入院してきた人なんだけど、私の妹の同級生なんだよね」「それって、やりづらいよね。妹さんは知ってるの？」と会話していた。

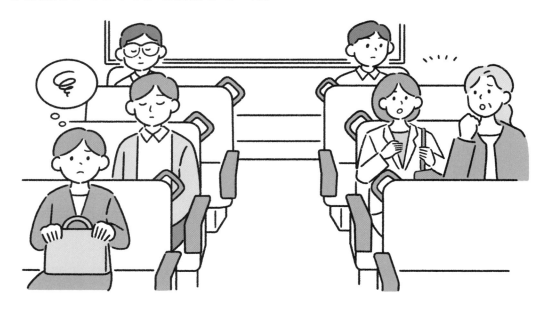

モヤモヤ POINT

😞 病院の関係者しか利用していないバスだとしても、個人情報が守られていないのではないか？

倫理指針 POINT

① 人権尊重
⑤ 守秘義務

倫理的観点からの解説

　看護師が守るべき個人情報は、患者さんの氏名、生年月日、居住地、家族構成などの基本的な情報だけでなく、診断名、健康状態や病歴、治療経過など、診療に必要な情報すべてが含まれます。

| 倫理指針❶ | 人権尊重 | 倫理指針❺ | 守秘義務 |

　このケースの看護師は、職場の専用バスであり関係者しか乗車していないことから、院内での情報交換と同様に、患者さんの守秘義務が守られていると錯覚していたのかもしれません。もしそのような錯覚を起こしていたとするなら、その認識自体が間違っているということを学ぶ必要があります。

　守秘義務とは、診療上知り得た秘密（情報）は患者さんの同意がない場合は口外しないという義務のことをいい、医療従事者にはこの義務が課せられています。患者さんの情報は、目的や必要性に応じて収集されるべきものですから、ナースステーション内での会話であったとしても、安易に開示してもよい内容ではありません。特に今回のような患者情報については、患者さんが不利益を被ることさえ考えられます。

　医療従事者は患者さんのプライバシーを尊重し、患者さんの個人情報を厳密に保護する責任がありますから、慎重に情報を管理する習慣を身につけておかなければなりません。私たちが取り扱う患者さんの情報は、基本的に「患者さんのものである」というくらいの認識をもっておいたほうが、守秘義務に加え患者さんのプライバシーをしっかりと保護することの意味を正しく理解し、その義務を果たすことができるのではないでしょうか。

　病院に勤務する医療従事者個々の倫理的指針の軸は、病院組織の風土や文化に影響を受けます。このようなケースが見受けられるということは、少なからず病院組織のなかで同様のケースがあることも示唆されます。守秘義務は、職業倫理規定や法律で厳格に従うことが求められているものであり、患者さんとの信頼関係を構築するうえでの基盤になる義務です。医療従事者一人ひとりが責任をもって務めることはもちろんですが、患者さんの人権や利益を守るためには、組織全体で法的責任と倫理的責任の両側面を重要視した組織文化を形成していく必要があります。

＼ココにも注目してみよう！／

☐　このケースを見直すことがなければ、患者さんにどのような不利益が生じるでしょうか。

✎ --

☐　患者さん個人のプライベートな要素が強い情報を取り扱う際の判断基準はあるでしょうか。

✎ --

Case 19 看護師自身に時間がない（ゆとりがない）とき

　院内研修の課題を今日中に出すように言われており、今日の昼休憩に取り組もうと考えていた。すると、昼休憩に入る少し前に、昼食を終えた患者Jさんから、「これから少しだけでいいので話を聞いてもらえませんか？」と言われ、つい「私はこれからやることがあるので、休憩したスタッフが帰って来たら聞いてもらってください」と伝えた。

私はやることがありますので、他のスタッフに聞いてもらってください

少しだけでいいので話を聞いてもらえませんか？

モヤモヤ POINT

- 😣 せっかく私に声をかけてくれたのに断ってしまった…
- 😣 でも、私もやらなければならないことがあるし…。こんなとき、どうすればよかったかなあ？

倫理指針 POINT

① 人権尊重
⑥ 自己管理
⑦ 人格の陶冶

倫理的観点からの解説

　我々看護師には生涯学習が必要であると常々いわれており、就業時間外に研修を受講したり、何かしらの課題に取り組んでいることも少なくありません。業務時間もタスク管理を行いながら、今回のケースのように合間を縫って課題に取り組んでいることもあるため、患者さんに対してタイムリーに対応できる状況ばかりではないでしょう。

倫理指針❶　人権尊重

　このケースの看護師は、自分自身に余裕がない状況だったのでしょう。ただ、断ったこと自体を悔やんでいる様子も見受けられますから、日頃は迅速な患者対応を心がけているのかもしれません。実際に他の看護師に相談するように提案していますから、対応したい気持ちもあったのでしょう。このケース自体に倫理的な課題があるとはいえませんが、もしJさんがこの看護師に話を聞いてほしかったのだとしたら、少し残念に感じてしまったかもしれません。

倫理指針❻　自己管理　倫理指針❼　人格の陶冶

　患者―看護師関係は適切なタイミングで適切な対応をすることで育まれていきます。今回Jさんが話しかけてきたのは、Jさんにとって必要なタイミングだったのかもしれません。もし職場の休憩時間が固定されているのであれば、Jさんの対応をした後でも適切な休憩時間を確保する等の柔軟な対応ができる職場環境づくりに努めていくことで、このようなケースにも対応できるようになるのではないでしょうか。看護師個々の対応方法の課題だけではなく、職場全体で検討する余地がありそうです。

　我々看護師は患者さんへの援助が主たる業務となりますので、研修などの教育活動もとても大切なことですが、患者さんの声を第一に受け止められる職場づくりに努められるとよいと思います。

╲ココにも注目してみよう！╱

☐　Jさんはなぜこの時間に話しかけてきたのでしょうか。

✎ --

☐　サービス業という認識に基づいて振り返ってみましょう。

✎ --

Case 20 体調がすぐれないときに患者さんから頻繁な訴えが…

　昨晩、友人と久しぶりに会って、つい深夜まで酒を飲んでしまった。翌日、頭痛がひどかったが休むわけにはいかず、出勤した。そんな体調のなか、入院してきた患者さんが頻繁にナースステーションに来ては不安を訴えるため、「その話、先ほども聞きました。少しベッドに戻って休んだらいかがですか？」と言って対応した。

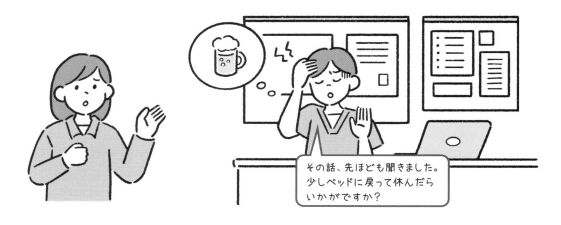

その話、先ほども聞きました。少しベッドに戻って休んだらいかがですか？

モヤモヤ POINT

😞 体調が悪いなかがんばって出勤したけれども、いつもはしないような対応になってしまった。仕方がなかったけれど、よかったのかなぁ？

倫理指針 POINT

③ **無危害**

⑥ **自己管理**

倫理的観点からの解説

　入院してきたばかりの患者さんは、入院環境のなかに知り合いはおらず、看護師の存在が非常に身近なものといえます。特に今回のケースでは頻繁に不安を訴えていますので、どのような背景や理由があるにせよ、患者さん本人にとっては苦しい状況にあることが推察されます。そのようななかで今回のような対応をされたら、患者さんはさらに不安になってしまいます。精神科では、患者さんに対する声かけや態度そのものが重要な看護行為になりますから、このケースの場合は不安を抱えている患者さんによい対応ができているとはいえません。

倫理指針❻ 自己管理

　普段このような対応をしていなくとも、自分自身の体調がよくないときには、いい加減な対応をしてしまうことがあるかもしれません。精神科において倫理的に問題とされるケースでは、精神科看護師の心身の状態が良好に保たれていないことも要因としてあげられています。つまり、精神科看護師として良質な看護を提供するためには、心身の健康を整えるように努力することが必要になります。友人とお酒を楽しむのはよいことですが、勤務に支障が出るまで飲み、翌日に体調不良となってしまったことは、自分自身のセルフケアコントロールが不十分だったと思われます。

倫理指針❸ 無危害

　「精神科看護職の倫理綱領」にある「無危害」には、「倫理的緊張感」という説明があります。そのなかに、「看護職は、通常より倫理観に基づいた行動を無意識にとるものであるため、時に自分自身の日々の実践を意識的に振り返り、倫理に反する言動に対して批判的に思考し、自分自身の言動を点検する姿勢をもつこと」とあります。今回の発言は、不安を抱いている患者さんに対して不安を増長させるおそれがあるため、好ましい対応とはいえません。ですが、このような対応をとってしまったことを反省し、振り返ることで、倫理的感受性が育まれていくことも事実です。

　患者さんのセルフケア支援を考えることも、自分自身のセルフケアを大切にすることから！看護師自身の心身の健康に気を配ることも大切にして、仕事もプライベートも充実させていきたいですね。

┌─ ＼ココにも注目してみよう！／ ─────────────────
│
│　☐　今後同じような失敗をしないためには、何に気をつければよいのでしょうか。
│
│　✎ ─────────────────────────────────────
│
│　☐　同僚が同じようなことを経験したときに、あなたはどのように声をかけますか。
│
│　✎ ─────────────────────────────────────
│
└───

Case 21 夏の暑い日にナースステーションのエアコンが故障してしまった…

　ナースステーションのエアコンが故障してしまったため、病棟スタッフの体調不良を懸念して、看護師長に早急に対応してもらうよう依頼した。しかし、看護師長からは、「老朽化だからしかたがない。大変だろうが少しの間我慢して」と言われた。

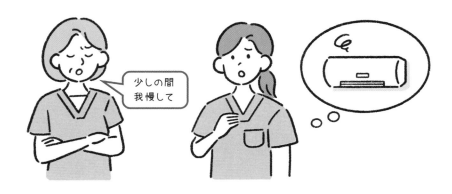

少しの間
我慢して

モヤモヤ POINT

☹ 暑さには個人差があるけれども、みんな我慢できるのかな？

倫理指針 POINT

① **人権尊重**

⑥ **自己管理**

倫理的観点からの解説

夏の暑い日の室温管理は、業務従事者の健康管理には重要でしょう。室温が高ければ仕事の効率は下がりますし、イライラするなど感情のコントロールもしづらくなります。このケースの場合、「しかたがない」と戻されたスタッフの気持ちはどうだったのか、「我慢」する以外には方法がなかったのか、考えてみることが必要でしょう。

倫理指針❶ 人権尊重　倫理指針❻ 自己管理

必ずしも快適な労働環境が保障されている職場ばかりではありませんし、基本的には看護師が個々に自分自身の体調管理を行うことが必要になってきます。

一方で、病棟を管理する看護師長としては、看護スタッフが働く労働環境を整えることは大切な管理業務の1つです。また、病院組織全体で考えれば、スタッフの安全と健康の確保は、事業者の法的責務ですから、より安全で業務に従事しやすい環境を整えることが、医療サービスを向上させることに結びついていくのではないでしょうか。特にナースステーションは、スタッフが記録やカンファレンスなど多くの業務を行う場所であり、看護スタッフが業務を遂行するために欠かせないワークスペースですから、快適な環境であることが望まれます。

病棟の看護師長は、設備管理を行うことも重要な職務です。スタッフが安全に働けるよう、細心の注意を払い、施設の管理上、修理などはすぐに関係部署に報告、相談して、看護スタッフにフィードバックすることが求められます。たとえすぐに修理が難しい状況があったとしても、代替案などを検討して看護スタッフが少しでも安心して業務を遂行できるように対応していれば、看護スタッフのモヤモヤも違ったのではないでしょうか。

看護師長自身もこの言動の背景には、関係部署に相談したけれども、期待した結果が得られなかったことから落胆していたのかもしれません。どのような立場であっても、組織からのスタッフへの配慮が感じられないと、とても残念な思いに駆られることでしょう。今回のような労働環境による倫理的な課題に関しては、組織文化を見直すために、しっかりと継続して議論できる環境づくりが求められます。

＼ココにも注目してみよう！／

☐ 私たちが安心・安全に働くために必要な職場環境について、他にどのようなことがありますか。

✎ ‥‥‥

☐ 看護師長の立場からも考えてみましょう。

✎ ‥‥‥

患者さんをあだ名で呼んでいる看護師を見た…

　患者Kさんは、小柄でふくよかな人で、他の患者さんに対してお世話好きな方である。ある日、同僚の看護師がKさんに、漫画のキャラクター名を使った「あだ名」で呼びかけていた。なぜそのように呼ぶのかと聞くと、「だって、小柄で丸いところがあのキャラに似てるでしょ!?　Kさんもそう呼ぶと喜ぶのよ」と言われた。

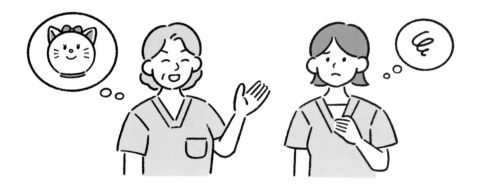

モヤモヤ POINT

😞 患者さんが喜んでいるっていうけれども、友達のような呼び方って、すごく失礼じゃないの？　私だったら、すごく嫌な気分になる…

倫理指針 POINT

① **人権尊重**

③ **無危害**

倫理的観点からの解説

　患者さんと看護師の関係は、本質的に専門的な援助関係です。その関係は、患者さんのために確立するものであって、看護師は患者さんの健康回復という利益を守るために、コミュニケーションを図り、関係性を構築していきます。精神科での看護援助は、看護師が患者さんに自己投入（コミットメント）しながら関係性を育んでいくため、非常に治療的な側面の強い対人関係といえます。

　一方で、互いに心的な交流を図ることで、心理的な距離感も近くなりますから、個と個の関係性が深まり、必要以上の親しみや親近感が湧いてくることもあります。しかし、患者さんとの関係は、社交的なものであったり友人的なかかわりではありません。今回のケースは、「患者さんをどのような呼称で呼んでよいか」ということだけではなく、さまざまな倫理的課題をはらんでいるものと思われます。

倫理指針❶ 人権尊重

　看護師は、患者さん個人の尊厳を保障することを基軸において援助することを責務としています。「個人の尊厳」とは、その人の体面をおとしめず、名誉や自尊心を傷つけないということですから、尊厳を保障する意識や姿勢は、看護師の言動や反応に現れてきます。このケースのように、患者さん自身が不快に感じていなくとも、周囲の人が不快に感じる呼び方をしているのであれば、その呼称は患者さんの尊厳を保障しているとはいえません。また、心理的な距離が非常に近いだけでなく、その関係性に稚拙な印象を受けますから、患者さんと平等な関係性が築けているとは言い難いでしょう。

倫理指針❸ 無危害

　さらに、患者さんを子ども扱いしたり、あだ名で呼ぶことは、「心理的虐待」に該当する可能性があり、実際に虐待と判断された事例もあります。患者さんの危害になると受け止められかねない大きなリスクが、患者さんへの呼称問題には潜んでいることを、看護師はしっかりと認識して、個人の尊厳に配慮した対応に努める必要があります。

＼ ココにも注目してみよう！ ／

☐ 日常的に「あだ名」で呼ぶことがあるのであれば、周囲の看護師はどのような認識をもっていたのでしょうか。

　🖉 _____

☐ 看護援助の専門性を高めるためには、どういった取り組みが必要なのでしょうか。

　🖉 _____

Case 23 看護師としての品格がない態度を見た…

外来に来られた患者さんが待合室で待っているところに、数人の看護師が雑談をしながら通りがかった。患者さんは知り合いの看護師がいたので挨拶をしたが、その看護師は患者さんのほうを向いて会釈はしたものの、同僚との会話を中断することなく通り過ぎていった。

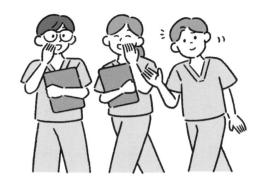
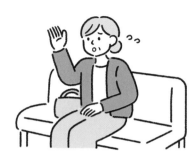

モヤモヤ POINT

😞 挨拶をしたのに会釈だけしかしてもらえなかった患者さんはどう感じただろうか？
😞 看護師は同僚との会話を中断できなかったことを、後からどのように思ったのかな？

倫理指針 POINT

① **人権尊重**
⑦ **人格の陶冶**

倫理的観点からの解説

病棟以外の場所でも、知り合いの患者さんから声をかけられたり、挨拶されたりすることはよくあります。患者さんから声をかけられた場所や状況によって、どう対応することが望ましいか考えてみることが必要でしょう。

倫理指針❶ 人権尊重

このケースは患者さんから挨拶をしてくれていますが、先に看護師が患者さんに気づいて挨拶をしていたとしたら、患者さんは「看護師が自分のことを認識してくれている」と感じて気持ちよく外来診療を受けられたのかもしれません。

雑談すること自体が悪いわけではありませんが、外来という患者さんが利用するスペースでは、もう少し配慮する必要があったのではないでしょうか。看護師も同僚との会話を中断して患者さんに声をかけたいと思っていたのかもしれませんが、患者さんにとっては看護師の内心など知る由もありませんから、そっけない態度を取られたと感じたことでしょう。

倫理指針❼ 人格の陶冶

私たち看護師の挨拶や言葉づかいなどの接遇の悪さは、自尊感情が低下した患者さんにとって、医療者との信頼関係を損なう大きな要因になり得ます。裏を返せば、患者さんとの信頼関係を築くうえで接遇がとても重要な役割を果たすということです。声をかけた患者さんはどのような思いで知り合いの看護師に声をかけてくれたのか、会釈をされ気づいてはもらえたが、そのまま通り過ぎていってしまった看護師のことをどう思ったのか、このような患者さんの思いに気がつかない、気づいても同僚への気遣いを優先したことにどう感じたか、を考え振り返ってみることが必要です。

看護の専門職として、日々の看護業務はもちろんのこと、患者さんとの信頼関係は常に良好な関係を保ち、良識ある態度が求められることを念頭に置く必要があります。

> ┌ ＼ ココにも注目してみよう！ ／ ┐
>
> ☐ 患者さんの立場からも考えてみましょう。
>
> 🖊 ────────────────────────────
>
> ☐ さまざまな場面での接遇について考えてみましょう。
>
> 🖊 ────────────────────────────

Case 24　業務終了後の更衣室での会話が聞こえてきた…

更衣室の中から「うちの師長って最悪だよ～。今日もカンファレンスで熱く語っちゃってさ。こっちは早く帰りたかったのに…」と数名で笑いながら会話をしている声が聞こえた。廊下を歩いていた他部署のスタッフは、その会話を聞いて、笑いながら通り過ぎていった。

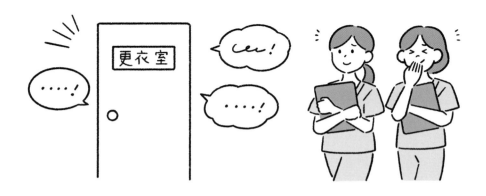

モヤモヤ POINT

😞 気持ちはわかるけれども、他部署の人に聞こえるように言ったら、看護師長の評判をおとしめることになるのでは？

😞 笑っていた他部署のスタッフの態度も気になる…

倫理指針 POINT

①	人権尊重
⑤	守秘義務
⑦	人格の陶冶

倫理的観点からの解説

こんな会話が聞こえてきたらひやひやしてしまいますね。カンファレンスなどが長引いて帰るのが遅くなるとつい愚痴を言いたくなる気持ちはわかります。病棟を離れてつい気が緩んでしまったということもあり、更衣室でこのような会話になってしまったのかもしれません。

倫理指針❶　人権尊重　　倫理指針❺　守秘義務

しかし、誰が聞いているかわからない場所で関係者の悪口を言うことは、その人をおとしめるおそれがあります。話している人にとっては「単なる愚痴」かもしれませんが、言われた看護師長やそれを聞いた人は、誹謗（悪口）と受け取るかもしれません。笑って通り過ぎていった他部署のスタッフから噂が広まっていくおそれも十分にあり、人の尊厳を傷つける危険性が高まります。

このようなケースは看護師に限った話ではないと思いますが、専門職同士で協働し業務にあたる私たち看護師がこのような非倫理的な場面に遭遇した際には特に、権利が脅かされている人のアドボケイトとして行動することが求められます。

また、守秘義務の観点からも、私たち看護師には看護の対象となる人々に対してだけではなく、所属組織や職業上の関係者に対して誹謗中傷にあたるような情報を発信しないことが求められていることを理解しておく必要があります。

倫理指針❼　人格の陶冶

このケースでは、看護の対象者に直接影響があるわけではないので問題が曖昧になりがちですが、「日々の行動の是非をわきまえ、良識ある態度を示すことが看護師として信頼してもらうことにつながる」という意識をもつことも大切だと思います。

また、カンファレンスによって残業を強いられた場面ととらえれば、看護の質を上げるための取り組みとしてのカンファレンスが、結果として看護師の権利を脅かしている状況とみることもできます。カンファレンスの運営方法について、病棟で検討するなどの見直しも、問題の改善につながるかもしれません。

> ＼ ココにも注目してみよう！／
>
> ☐　看護師のメンタルヘルスを保つという観点から考えられることはあるでしょうか。
>
> ✎ _____

Case 25 新薬の投与を初めて行うとき

　新薬を導入するための勉強会が行われたが、個人的な都合を優先して参加しなかった。1週間後、新薬が処方された患者さんに与薬しようとしたところ、一緒にいた看護師から、「これは舌下錠だから、患者さんへの事前説明が必要だよ」と言われた。

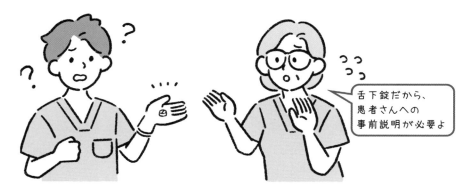

舌下錠だから、患者さんへの事前説明が必要よ

モヤモヤ POINT

 勉強会に出なかった自分が悪いけれども、そんなに大事な勉強会だとは思わなかった…

倫理指針 POINT

④ 知る権利、自律、自己決定の尊重
⑧ 継続学習

看護師が与薬という看護行為を行う際には、間違いなくその患者さんに、正しい時間に、正しい量の正しい薬を、正しい方法で行う責任があります。また、なぜその患者さんにその指示が出ているのかを理解して与薬する必要があり、そのうえで薬の効果や副反応について観察する役割があります。

倫理指針❽ 　継続学習

　このケースの場合、新薬についての知識がないまま患者さんに与薬してしまうところを、偶然一緒にいた看護師の声かけによって、未然に防ぐことができました。指示と異なる方法で与薬してしまったり、知識がない状態で与薬してその副反応を観察することができなければ、患者さんを危険にさらすような医療事故につながるおそれもあったと思われます。

　医療の分野は日進月歩です。医療事故を防ぐためにも、看護師は専門職として継続学習を行い、看護を実践することが求められます。看護師が専門職としての責任を果たすためには自己研鑽が求められており、それを怠ったならば、いつでも患者さんに危害を加えてしまうおそれがあるのだと考えさせられます。

倫理指針❹ 　知る権利、自律、自己決定の尊重

　また、看護師が知識をもたないまま与薬をすることは、患者さんの自己決定を妨げることにもなりかねません。患者さんから薬について質問されて適切に対応することができなければ、患者さんはどのように自分の治療を選択し、決定すればよいのでしょうか。患者さんは自らの治療について十分な説明を受けたうえで治療を選択し、決定する権利があります。患者さんの自己決定を尊重するためにも、看護師は継続して学習することが必要なのです。

　しかし、時にはこのような勉強会に出席できないこともあるでしょう。看護師個人の努力によってのみ支えられる実践というのは脆いものです。病棟全体で支え合うことはもちろんですが、患者さんを支えるためには、医師や薬剤師などに協力を求めてもよいのではないでしょうか。

＼ココにも注目してみよう！／

□ 積極的に参加したくなるような勉強会を企画・運営するために、どのような工夫をしたらよいでしょうか。

✎ ....

Case 26　業務多忙で看護研究を負担に感じている看護師長

看護管理者による会議中、ある看護師長から看護部長に、「今、人も不足しているし忙しいので、来年の看護研究なんてできる状況ではありません」「看護師たちも負担に感じています」という訴えがあった。

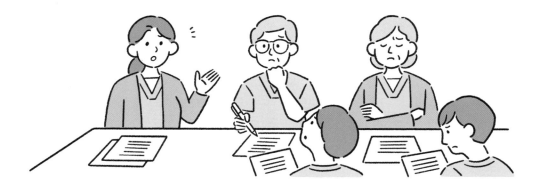

モヤモヤ POINT

🙁 看護研究は負担だけれども、看護師にとっては必要な活動ではないのだろうか？

倫理指針 POINT

⑧　継続学習

⑨　看護の探究・発展

倫理的観点からの解説

　看護研究と聞くと、「難しい」「時間がかかる」「負担が大きい」などのネガティブな感情を抱いたり、看護記録は書くことができるけれども論文を書くことには苦手意識を感じている看護スタッフも多くいます。確かに、通常の看護業務以外の時間を要しますし、多少の負担は伴うかもしれませんが、看護研究によって得られる結果は、現在の看護実践を改善する手がかりを与えてくれる材料になります。また、看護研究は患者さんの治療・看護や回復プロセスに資するだけでなく、精神科看護師の必要性と存在意義を社会に明示するものでもあり、大変重要な看護活動といえます。

倫理指針❽　継続学習　　倫理指針❾　看護の探究・発展

　このケースでは、看護師長が人員不足による業務量の負担増加を理由に看護研究ができないと看護部長に報告しています。このことは、看護師長が看護師の負担を考えて看護研究の実施が困難であることをくみ取っているのだと思いますが、その一方で、部下である看護師の学習する機会をなくし、精神科看護師として成長できる可能性を奪っていることになっているかもしれません。

　看護管理者は管轄する部署で、看護師が円滑に看護業務を遂行できるよう調整する役割とともに、看護実践能力が向上できるよう指導する役割を担っています。看護管理者にとって、部下である看護師個々が継続した学習が受けられる機会や、看護実践能力が向上できる機会を提供していくことは、重要な職務の1つです。現場の課題や問題を改善することが患者さんの利益となり、その活動を検証することで看護師の経験値も高まり、組織全体の看護の質向上が期待できます。そういった好循環を看護師個々が認識できるように指導することも望まれます。

　今回は主に看護管理者側の倫理的側面について解説しましたが、看護師個人としても、患者さんにとってよりよい看護を提供するために、計画的に継続して学習を進めていくことが必要です。看護師も専門職として生涯学習者である自覚をもち、看護実践能力を高める責務があることを強く認識し、自己研鑽を重ねていきましょう。

　看護研究は時間と労力が必要ですが、看護研究活動を行うことにより、自身の看護実践の振り返りが行え、さらに新たな知見を探索していくことになります。そしてこの看護研究活動が、これからの精神科看護の発展に寄与できることを理解し、意欲的に取り組んでいけるとよいでしょう。

＼ココにも注目してみよう！／

☐　看護研究活動をやりがいをもって進めるためには、どのように環境を整えていけばよいでしょうか。

✎ ....

Case 27 多職種と協働したカンファレンスが実施できない…

患者さんの病状回復に伴い、主治医に退院支援のための多職種カンファレンスを行いたいと提案したが、主治医から、「精神保健福祉士に話をして進めているから、カンファレンスまでしなくていいよ」と断られた。

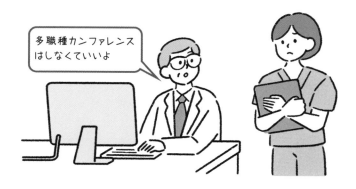

多職種カンファレンスはしなくていいよ

モヤモヤ POINT

😟 カンファレンスはいろいろな職種の人たちがどのように考えているのかを理解できる場なのに、しなくてもいいのだろうか？

😟 患者さんの思いを共有しなくてもいいのだろうか？

倫理指針 POINT

⑩ 多職種連携

⑪ 社会貢献・正義

倫理的観点からの解説

病状が回復した患者さんが地域でその人らしく生活していくために、私たち医療従事者はそれぞれの専門性を踏まえて連携しながら、患者さんを取り巻く環境を調整していかなくてはなりません。

倫理指針⑩ 多職種連携

今回のケースでは、医師が精神保健福祉士（PSW）のみに調整を依頼しており、多職種でのカンファレンスは不要と述べています。しかし本来、多職種カンファレンスは各職種が専門性を発揮し、患者さんにとって最善策を検討することが、開催の大きな目的です。そのため、医療チームでの多職種カンファレンスを通して、患者さんに対する理解を深め、その人らしく生きていけるよう支援方法を検討していくことが望ましいと考えます。

医療チームにおいては、医師がリーダーとなることが多いとは思いますが、私たち看護師には調整する役割があり、このように多職種が連携していく場合では、看護師はその調整能力を発揮することが求められます。そして看護師は、各職種の専門性を理解したうえで、患者さんに最善の医療が提供できるよう、それぞれのもつ情報を共有し、連携を深めるための調整役を担わなくてはなりません。

倫理指針⑪ 社会貢献・正義

また患者さんが、退院後に地域社会の一員として、その人らしく、そして安心して生活できるよう、地域での支援者との連携体制も整えていくことが重要です。さらに、地域住民に対しても、精神障害について正しく理解してもらうための普及啓発活動や、こころの健康についての理解を深めていくための活動をしていくことも、精神科看護師に求められる役割となっています。これらの活動を継続することにより、精神障害をもつ人が地域で受け入れられ、安心して生活できることにつながっていくことを理解し、積極的に取り組んでいけるとよいでしょう。

╲ ✑ ココにも注目してみよう！ ✑ ╱

☐ 退院に向けて、看護師はどのような情報を把握したらよいでしょうか。

✎ ‒‒‒

☐ 医師に協力してもらうための調整はどのようにしていけばよいかを話し合ってみましょう。

✎ ‒‒‒

Case 28　地域の方の精神疾患・障害への理解が不足している…

　退院前カンファレンスでの情報共有の場で、近隣住民から「患者さんには地域に帰ってきてほしくない」という要望があることがわかった。

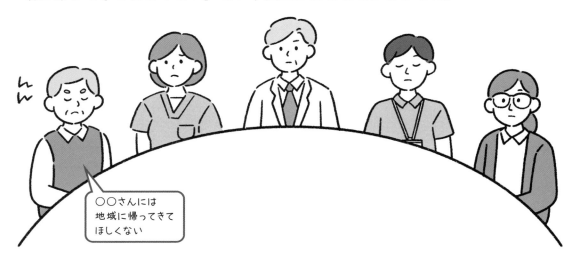

○○さんには
地域に帰ってきて
ほしくない

モヤモヤ POINT

😟 患者さんが退院に向かっているのに、なんで住民は理解してくれないんだろう？

倫理指針 POINT

1 　**人権尊重**

11 　**社会貢献・正義**

倫理的観点からの解説

　このケースでは、患者さんの希望と近隣住民の希望が対立しています。もちろん、疾患や障害を理由に、患者さんの自由が制約されてよいということはありません。しかし、だからといって、近隣住民に一方的に患者さんの要望を受け入れてくれるように迫ることも、倫理的とはいえないでしょう。患者さんが地域に戻ることをよく思わない人がいるとなれば、患者さん本人はもちろん、支援する看護師もがっかりします。このようなとき、看護師はどのようなことができるでしょうか。

　看護師には、患者さんが安心して生活を送ることができるような社会をつくる役割があります。その役割を果たすために、ここではまず、近隣住民の気持ちになって、どのような理由で帰ってきてほしくないと思っているのかを想像してみましょう。

倫理指針❶	人権尊重	倫理指針⓫	社会貢献・正義

　私たち看護師は、患者さんの病気や障害について知識をもっていますし、実際に患者さんとかかわる経験を通して、患者さんがどのような人なのかを理解しています。例えば、患者さんが独語を言っていても、なぜそのような状況なのかを考え、予測し、声をかけるほうがよいのか、そっとしておくほうがよいのかなどを検討して行動に移すことができます。しかし近隣の人たちは、患者さんが独語を言っていたら怖くて、どう対応したらよいのかわからないのかもしれません。

　こういったときでも看護師は、どのような点について住民に理解や協力を求めたらよいのか、患者さんと相談しながら考えていくこともできるでしょう。看護師はこのような局面においても、患者さんのアドボケイトとしての役割を果たすことができます。

　精神医療は、国民が精神の疾患について正しく理解できるようになることを目指しています。実際に精神疾患をもつ人たちと接している看護師が近隣住民に丁寧に説明することは、誰もが安心して暮らせる社会の実現に貢献することになります。

＼ココにも注目してみよう！／

□　多職種連携の観点からも考えてみましょう。

✎

Case 29 職場の環境改善について上司に伝えたが、聞いてもらえなかった…

患者さんのケアの質をもっと上げたいと思い、精神科病棟の人員不足を病棟の看護師長にどうにかならないかと訴えた。すると、国が決めたことだからどうにもならないと突き返された。

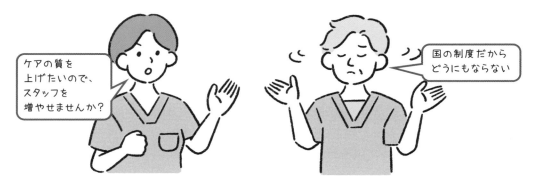

ケアの質を上げたいので、スタッフを増やせませんか？

国の制度だからどうにもならない

モヤモヤ POINT

😞 多忙な業務のなか、患者さんへのケアの質を担保するにも限界がある。看護師長は臨床現場の実態を本当にわかっているのだろうか？

倫理指針 POINT

⑥ 自己管理

⑫ 法や制度改正等に向けた政策提言

倫理的観点からの解説

　日本の看護業界では、医療ニーズが急激に増加していることなどの理由から、看護師一人あたりの業務負荷が増大している傾向にあります。そのようななかで、患者さんのケアの質を維持・向上させたいという願いから、看護管理者へ相談をしている看護師は、とても大切な責任感と倫理観を持ち合わせた人材だと思います。

倫理指針❻　自己管理

　確かに看護師長が言うように、看護師の人員配置に関しては、診療報酬上で規定されているものですから、制度上の配置要件を見直すことは簡単なことではないでしょう。ただ、看護師が看護師長に相談した真意としては、患者さんのために労働環境の見直しができないかということを相談しているのではないでしょうか。

　看護師を雇用している組織は、スタッフが安心して働くことができ、スタッフ個々の体調を整えるうえで必要な労働環境の整備に努める必要があります。看護師からの意見や提案を定期的に収集し、業務改善に活かすことは、看護管理者の大切な責務であり、改善点を検討し、それに基づいて何かしらの対策を講じることはできたのではないでしょうか。このケースの看護師長は、臨床現場で生じる課題や問題についての関心が低いように感じられます。患者さんのために看護機能を点検して、良質な看護を提供していけるように看護スタッフの心身の負担や仕事のしづらさに関心を向ける姿勢に、看護管理者としての倫理的感受性が要求されるのです。

倫理指針⓬　法や制度改正等に向けた政策提言

　1つの組織だけで改善できない課題もあります。今回の人員配置基準などがそれにあたりますが、患者さんが安全で安心して医療を受けるためには、看護師の労働環境の整備は必要不可欠です。現場の課題を集積して、広く法や制度を変えていくために政策提言を行っていくことも、看護師の重要な役割であることを意識しておきましょう。

> ＼ココにも注目してみよう！／
>
> ☐　この組織の風土や培ってきた文化について見直す点はないでしょうか。
>
> ✎ --------
>
> ☐　課題の解決に向けた政策提言を行うためには、どのような取り組みが望まれるでしょうか。
>
> ✎ --------

Case 30 他病院の虐待報道を聞き、精神科看護師としてのあるべき姿は何かに迷いが生じた…

　ある精神科病院で起きた患者さんへの虐待事件が大きく報道された。自分の病院も社会から同じような見方をされるのではないかと思い同僚に相談したところ、「うちの病院は大丈夫だよ」と一言で終わってしまった。

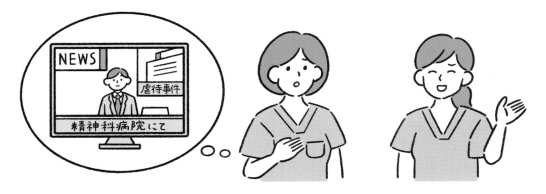

モヤモヤ POINT

😟 患者さんへの対応で、時に威圧的に感じることがあるけれども、本当に大丈夫だと言い切れるのだろうか？

😟 何が問題のある対応で、どうすれば問題がないのか、わからなくなってきた…

倫理指針 POINT

⑧　継続学習

⑩　多職種連携

⑫　法や制度改正等に向けた政策提言

倫理的観点からの解説

　患者さんに対する虐待は、患者さん本人のこころを傷つけるものから傷害罪等の犯罪になるものまで、幅広いものであると考える必要があります。外傷がなくても暴行が行われていれば、身体的虐待に該当しますし、頻繁に明らかなネグレクトが生じていなくとも、その個人の入院環境によっては虐待に該当することもあります。また、患者さんに向けた言動や行動に看護師自身は問題がないと感じていても、その対応が患者さんや周囲の人には問題のある対応に感じられることもあるため、虐待という事象は常に起こり得る可能性があることを認識しておく必要があります。

倫理指針❽　継続学習

　人の感受性はその人の感性や価値観などによって感じ方や受け止め方が異なります。倫理的感受性に関しては、倫理原則や倫理綱領の知識を有していることによって培われるものです。同僚の認識が間違っていないとしても、私たちは倫理的な学びを深め、時代に即した看護実践を展開するための知識や技術を養い、患者さんと対峙する場面においては、常に倫理的緊張感をもって対応する必要があります。しかし、倫理的感受性を日々継続して意識しておくことは容易なことではありませんし、時には倫理的な緊張感を欠いてしまうこともあるかもしれません。患者さんに影響する倫理的な課題は看護師個人の問題ではなく、組織全体で取り組む必要のある課題であることを理解しておく必要があります。

倫理指針❿　多職種連携

　看護師は病院のなかで、患者さんに最も身近な存在であると思いますが、他の職種にとっても連携することの多い存在です。多職種連携を充実させることは、各分野の専門性を活かした支援の提案ができるだけでなく、組織の風通しもよくなることでしょう。このように組織風土の醸成を図ることも、医療従事者個々の倫理的感受性を低下させない取り組みにつながっていきます。

倫理指針⓬　法や制度改正等に向けた政策提言

　また、精神保健福祉にかかる法律や制度は、病院の組織体制や文化に大きな影響を及ぼします。患者さんの人権が守られ、安全・安心できる医療サービスの提供のためには、日本精神科看護協会等の専門職団体と連携して、精神科病院の質をより良いものにするための政策提言なども重要な役割といえます。

＼ ココにも注目してみよう！／

☐ この看護師自身は自分の看護援助のあり方について、どのような認識をもっているのでしょうか。

✎ _____

☐ 法律に伴う精神科病院の虐待防止措置等について、看護師はどのように理解し、考えなければならないでしょうか。

✎ _____

Case 31 患者さんのケアに関するアンケートへの回答を嫌がるスタッフ

　病棟の看護師長から、「患者さんのケアに関するアンケート調査の依頼が来たから協力してね」と言われた。すると先輩看護師が、「こんなに忙しいのにアンケートに答える暇なんかないですよ。適当に出しておけばいいじゃないですか」と言っていた。

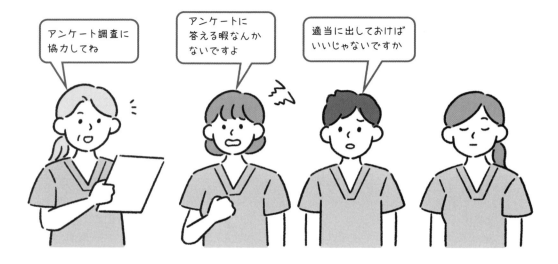

モヤモヤ POINT

😞 忙しいのはわかるけれども、患者さんのためになることなのに、適当に出しておけばいいというのはおかしいのではないか？

倫理指針 POINT

⑨　看護の探究・発展
⑫　法や制度改正等に向けた政策提言

倫理的観点からの解説

　病院で実施するアンケート等の調査の多くは、「サービスの向上」「患者満足度の把握」など、患者さんへの医療サービスをより良質で適正なものにするためのものです。病院ではさまざまな調査が行われていますから、タイミングによってはアンケート調査を負担に感じることもあるでしょう。業務多忙ななか、優先すべき業務を遂行することはとても責任感のある姿勢ですが、現在の業務を分析することによって新たな知見や業務上の改善点が確認できれば、より効率的で質の高い看護が提供できることも期待できます。

倫理指針❾	看護の探究・発展	倫理指針⓬	法や制度改正等に向けた政策提言

　看護師は多忙な業務のなか、さまざまな労働環境のなかで仕事をしていますから、先輩看護師も決して協力しないという思いで発したのではなく、忙しさのあまり、つい「適当に」というような言葉が出てしまったのかもしれません。このケースではアンケート協力についての看護師の反応に焦点が当たっていますが、先輩看護師が気持ちよくアンケートに協力できなかった背景には、労働環境上の課題があるのかもしれません。

　例えば、患者さんのケアには看護師の人員配置の影響が直結しますし、安全な環境で働けることで看護師は健康的に職務を遂行することができます。このような組織的な課題は、1つの病院の特徴と考えるよりも、多くの病院が共通の課題を抱えていると考えるべきでしょう。患者さんのケアの質を担保するためには、必要な医療サービスを提供する側（医療従事者など）も安全や福祉を保障するための政策や制度に守られなければならないことも、大変重要な観点であることを認識しておく必要があります。

　看護師が患者さんに最良のケアを提供するためには、看護師が守られる環境づくりが求められます。組織の現状を整理して分析し、組織課題についての改善方法を広く社会に提言していくためにも、患者さんのために実施されている調査に協力する意義は大きいのです。

＼ココにも注目してみよう！／

□　アンケート調査などの協力がスムーズに行えるようになるには、どのような工夫が必要でしょうか。

✐ --

□　自施設においてどのような労働環境の改善が行えるのかについて話し合ってみましょう。

✐ --

Case 32　カンファレンスを理由に患者さんの訴えを断った…

　ナースステーションでカンファレンスを行っているときに、患者さんが頓服薬をもらいに来た。すると、L看護師がいきなりドアを閉め、「カンファレンス中だから終わってからにしてください」と、患者さんに言っていた。

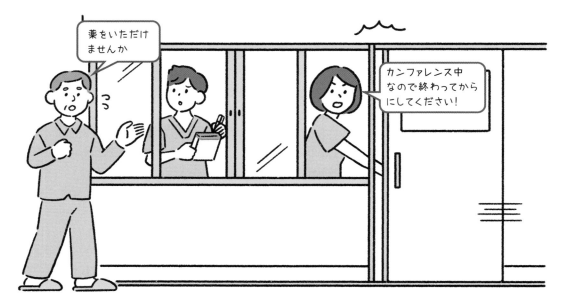

薬をいただけませんか

カンファレンス中なので終わってからにしてください！

モヤモヤ POINT

🙁 患者さんの状況を確認もしないでドアを閉めてしまうなんて、ひどい対応だと思う…
🙁 でも、それに対して自分はどうしたらよいのか、悩んでしまう…

倫理指針 POINT

① 　人権尊重
③ 　無危害

倫理的観点からの解説

おそらく患者さんは、自分の体調に不安を感じたなど、何かしらの理由があって、頓服薬をもらいに来たのでしょう。それなのに、カンファレンス中だからと一方的にドアを閉められてしまいました。患者さんの気持ちを考えると、こころが痛みます。L看護師はなぜそのような行動に至ってしまったのでしょうか。

倫理指針❶ 人権尊重

看護師は患者さんの基本的人権を尊重し、尊厳を守る必要があります。同時に、看護師にとっては看護の質を上げるためにカンファレンスを行うことも大切な業務の1つです。このケースの場合、L看護師は患者さんの人権を尊重するためにその場で患者さんに対応することと、看護の質を上げるためにカンファレンスをすることのどちらを先に対応するかと考えて、カンファレンスを優先したのかもしれません。加えて、相談に来た患者さんの様子を見て、すぐに対応しなくても患者さんの健康状態に問題は生じないと判断したような経緯があったのかもしれません。

看護師が自分たちの実践や業務について検討するカンファレンスは、患者さんの健康に資する大切な取り組みであり、軽視できません。多くの場合、カンファレンスは限られた時間のなかで行っているでしょうから、L看護師はカンファレンスをとても大切に考えていたのかもしれません。しかし、治療関係の原則に立ち返って考えると、患者さんには「敬意が込められた看護を受ける権利」があり、その権利を保障することは看護師の重要な責務となります。その観点からは、対応する優先順位としてL看護師の判断が間違っていなかったとしても、相談に来た患者さんに対して、十分な配慮が行えていたとは言い難いでしょう。

倫理指針❸ 無危害

患者さんと看護師においては、援助する側、される側という関係性から、無意識に上下関係が生じてしまうこともあります。L看護師の対応は、患者さんとの関係性が構築していたとしても、患者さんの尊厳を傷つける行為となる可能性があります。

こういったケースは、L看護師を指導すれば解消されるものではなく、看護チームで倫理的感受性を養い、患者さんの尊厳を守るための組織文化を醸成するよう努めることが求められます。

ココにも注目してみよう！

☐ カンファレンスを行う場所や時間の工夫、カンファレンス中に窓口で患者さんに対応できるスタッフを配置しておくことなど、カンファレンスに集中できる体制について考えてみましょう。

✎ ‥‥

Case 33　病院スタッフが患者さんの衣類に勝手に名前を記入した…

　患者さんの家族から、「病院に洗濯を依頼して、洗濯物が戻ってきたら、靴下に名前が大きく書かれていた」と言われた。洗濯に出した看護補助者に確認したところ、「名前を大きく書いたほうが患者さんにもわかりやすいと思ったから」との答えがあった。

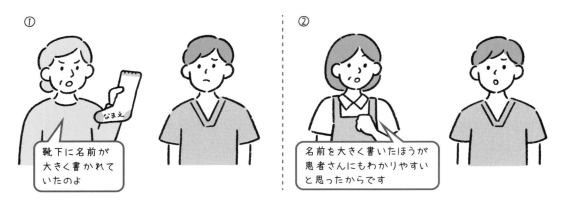

①
> 靴下に名前が大きく書かれていたのよ

②
> 名前を大きく書いたほうが患者さんにもわかりやすいと思ったからです

モヤモヤ POINT

😟 自分だったら、こんなに大きく名前を書いてもらいたくないなぁ…
😟 勝手に名前を書くことがいけないことだと考えなかったのだろうか？

倫理指針 POINT

① 人権尊重
② 善行

倫理的観点からの解説

　入院する際に紛失防止のため、持ち物に患者さんの氏名の記載を依頼している病院も多くあると思います。特に、病院内での衣類洗濯を希望される場合は、患者氏名の記載を依頼している病院も多いのではないでしょうか。今回のケースでは、看護補助者が記載した氏名が、家族が思っていたよりも大きな文字であったため、家族から指摘された状況となっています。

倫理指針❶ 人権尊重

　この洗濯物に対応していた看護補助者は、「患者さんにもわかりやすいと思ったから」と話しているように、患者さんが自分のものであると認識できるようにと考えた行為でした。しかし、患者さんの家族に同意を得ておらず、勝手に記載したため、家族に不快な思いをさせ不利益を与える結果となりました。また家族は、看護補助者が「本人（患者さん）が大きな文字で書かないとわからない」と思っていること自体に、家族（患者さん）が尊重されていないと感じたのかもしれません。

　私たち看護師は患者さんの権利を擁護する立場にあり、常に患者さんの基本的人権を尊重した姿勢と配慮が求められています。看護師自身の言動が患者さんや家族に与える影響を考えるとともに、組織のなかで看護師同士が協働して患者さんの権利を擁護していくことが、組織自体の倫理的感受性を高めることにつながることも理解しておきましょう。

倫理指針❷ 善行

　患者さんに最善の看護を提供したいという看護師の思いはとても大切です。しかし、看護師側の一方的な思いだけで看護ケアを進めていくと、思いもよらない問題を生じさせる場合もあります。今回のケースでも、患者さん本人や家族と相談して患者さんの衣類管理について進め、患者さんや家族に理解を得る必要があったと思います。看護師は患者さんがその人らしく生活できる手段を考え、そして患者さんへ最善の看護を提供できるよう、患者さんや家族と話し合えるとよいでしょう。

> ＼ココにも注目してみよう！／
>
> □　看護補助者への指導について、どのようにしていけばよいかを話し合いましょう。
>
> ✎ ....

Case 34 摂食・嚥下機能の低下がある患者さんが「食べたい」と訴えている…

　嚥下状態の悪い患者さんが「みかんが食べたいな」と言っているのに対し、M看護師は「食べられるわけないでしょ。喉に詰まるから駄目です」と答えていた。

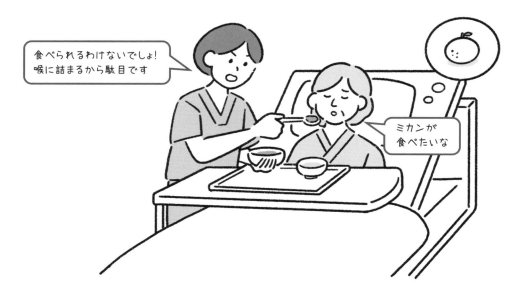

モヤモヤ POINT

😞 患者さんの身体的な健康を考えたら難しいのかもしれないけれども、もう少し他の対応方法があるのでは？

倫理指針 POINT

① 人権尊重
② 善行
④ 知る権利、自律、自己決定の尊重

倫理的観点からの解説

　摂食・嚥下機能の低下がある患者さんへの対応では、戸惑うことも多いと思います。精神科に入院中の患者さんも、高齢化や薬の副作用により、摂食・嚥下機能が低下している方は少なくありません。患者さんの食の欲求と誤嚥・窒息のリスクを考えたとき、ついリスクを回避する選択をしてしまいがちです。しかし、本人の食べたいものを食べさせてあげたい気持ちも、多くの看護師はもっているのではないでしょうか。

倫理指針❶｜人権尊重　　倫理指針❷｜善行

　看護師としては、「食べたいものを食べる」という患者さんの希望を尊重したい気持ちもあるでしょう。食欲は人の基本的な欲求でもあり、看護師としてこの欲求が満たされるように看護を提供することは重要な役割です。しかし、嚥下機能が低下していたり、検査や治療のために禁食せざるを得なかったり、食事療法が必要で食べたい物が制限されるなど、医療の現場では「食べたいものを食べる」のが難しい場面も多くあります。このケースでは、患者さんが求めていることと看護師が患者さんにとって最善と考えることが一致していないために、葛藤が生じやすい状況があると考えられます。

倫理指針❹｜知る権利、自律、自己決定の尊重

　このような場合に、医療者はなぜそのような制限が必要なのかを丁寧に説明し、患者さん自身が自己決定できるように支援することが求められます。M看護師の発言は、患者さんが自己決定できるような説明とは言い難く、患者さんの尊厳を傷つけるおそれがあり、倫理的な判断とはいえません。

　M看護師がこのような対応になってしまった背景にはどういったことが考えられるでしょうか。おそらくM看護師は、嚥下機能の悪い患者さんがみかんを食べることによって、窒息や誤嚥性肺炎を起こすリスクが高まることを心配したのでしょう。もしかすると、今までに何度かこの患者さんの安全が脅かされた出来事があったのかもしれません。

　しかし、看護師自身は窒息や誤嚥性肺炎に伴うリスクを理解していても、患者さんが必ずしも看護師の認識通りに理解しているとは限りません。このように、患者さんと看護師の間には情報の格差が生じやすく、情報の非対称性などにより、上下関係が生じることもあります。M看護師の発言を聞くと、そのような上下関係が形成されている可能性も否定できません。看護師が倫理的な緊張感を欠けば、患者さんの尊厳を傷つける危うさがあることを、一人の看護師だけではなく、組織全体の倫理的な感覚としてもつ必要があります。

╲ここにも注目してみよう！╱

□ 医師や歯科医師、管理栄養士など、多職種と連携することで改善できることはないでしょうか。

🖉 _____

□ 嚥下状態が悪い患者さんの看護に関する最新の知見について調べてみましょう。

🖉 _____

Case 35 肢体不自由、かつ言葉で表現することができない患者さんへの排泄援助

　看護師2名で、肢体不自由、かつ言葉で表現することができない患者さんのおむつ交換の介助を行っているが、患者さんを挟んで看護師同士で世間話をしながら、患者さんへの声かけも行わずに介助を進めていた。

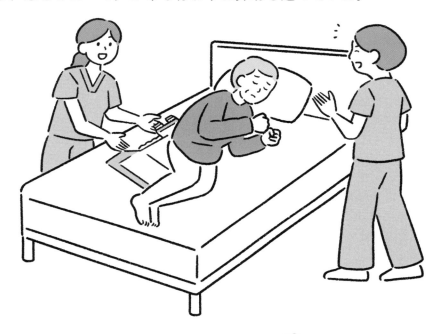

モヤモヤ POINT

- 😟 声もかけられずに排泄の介助をされている患者さんはどんな気持ちなのだろうか？
- 😟 看護師たちは自分たちが何をしているのか、わかっているのだろうか？

倫理指針 POINT

①	人権尊重
②	善行
⑦	人格の陶冶

倫理的観点からの解説

おむつ交換について看護師から声をかけられず、また、自分を挟んで看護師同士が世間話をしている様子を、患者さんはどのように受け取るでしょうか。患者さんの視点に潜り込み、患者さんの立場に立って想像してみましょう。すぐに気づけることがあります。

倫理指針❶　人権尊重

看護師は同僚の看護師との会話を楽しみながら、「おむつ交換」という業務をただただ進めています。つまり、看護師は目の前の患者さんにも、おむつ交換にも、意識を向けていないのです。看護師が意識を集中させているのは、同僚の看護師とのたわいもない雑談です。控室や休憩中であれば、たわいもない雑談は看護チーム内の人間関係を円滑にするための重要な要素かもしれません。しかしこのような場面では、患者さんが「ああ、私には一切関心がないんだな」「私のことなんて、どうでもいいんだな」という無力感と絶望感を抱くのは想像に難くありません。

倫理指針❷　善行　　倫理指針❼　人格の陶冶

今回のケースの看護師たちは、患者さんという一人の人間について、意識せずに単なる「対象」として見えているだけで、自分の意思や感情をもった「存在」として視ていないように感じられます。肢体不自由、かつ言葉で表現することができない患者さんに対して、言語的にも非言語的にもメッセージが理解しづらい反面、看護師のペースで主導して業務が行いやすい相手であるという認識を働かせている可能性もあるのではないでしょうか。

私たち看護師は、患者さんの声なき声を全身で受け止め、患者さんの意思を理解しようと努めることが大切です。看護師が患者さんの意思をくみ取るためには、患者さんの微細な表現を注意深く受け止めることが必要です。目の前の患者さんのちょっとした表情の変化、言葉にならなくても何かを伝えようとする仕草を観察し、看護師が受け取った意味を患者さんに確認しながらおむつ交換を行うことで、患者さんは安楽におむつ交換を受けることができ、かつ看護師に「私の気持ちを理解してケアをしてくれる人」として安心して身を委ねられる関係性へと発展していきます。

＼ここにも注目してみよう！／

☐ 同僚の看護師はこの状況を問題視しながらも、世間話をする看護師に流されてあわせてしまっているかもしれません。看護師間の関係性として、どのような倫理的な問題があるか考えてみましょう。

✎ --

☐ 患者さんの家族や外部の人がおむつ交換の場面を見たときにどのような感情を抱くでしょうか。社会的な視点からこのケースの問題を考えてみましょう。

✎ --

Case 36 患者さんの副作用に関する不安を解消することができなかった…

　抗精神病薬による副作用によって流涎に悩まされている患者さんが、内服に抵抗を示している。看護師は患者さんに、主治医に相談してはと伝えたが、患者さんは「主治医にはうまく説明できない」と言い、その後の診察でも主治医に相談できなかった。

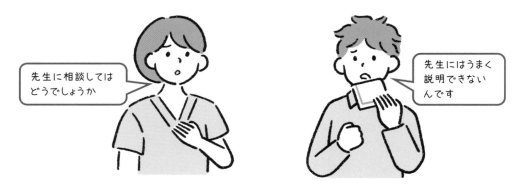

先生に相談してはどうでしょうか

先生にはうまく説明できないんです

モヤモヤ POINT

😞 患者さんの困りごとを軽視しているように感じる。この看護師はこのような結果を聞いて、どう思うのだろうか？

倫理指針 POINT

① 人権尊重
③ 無危害
④ 知る権利、自律、自己決定の尊重

倫理的観点からの解説

　患者さんは抗精神病薬の副作用の流涎に困っていることを看護師には表出できています。しかし、患者さんは診察場面で主治医に相談することができませんでした。

倫理指針❶ 人権尊重

　このままでは、患者さんに流涎としての副作用が客観的に観察されているにもかかわらず、患者さんのQOLの低下が放置されることとなります。また、服薬への主観的評価としても苦痛を感じているとしたら、患者さんはデメリットに感じていることについて自分の意思を反映させられず、ますます治療に対する意思表示に消極的になってしまうリスクがあります。まず、患者さんが主治医に流涎で困っていることを相談できなかった理由について十分に理解することが大切です。

　例えば、これまでの診察において、患者さんが主治医に薬の困りごとの相談をしている可能性があります。その際、主治医が現在の抗精神病薬を変更しない方針を伝えていたとしたら、患者さんは再び薬の困りごとを伝えるのをためらうかもしれません。また、患者さんは診察時に自分の考えがまとまらず、整理して話すことが難しいと感じているかもしれません。その他にも、錐体外路症状による構音障害によって呂律が回らないため発音がしにくく、主治医に自分の思いを伝えることの難しさを感じている場合もあります。

倫理指針❸ 無危害　倫理指針❹ 知る権利、自律、自己決定の尊重

　看護師は、患者さんが主治医に相談できない理由を十分に把握したうえで、患者さんが流涎で困っていることが主治医に伝わり、患者さんが主治医と薬剤調整について話し合える状況をつくれるように支援する必要があります。患者さんが主体的に治療に参画できるように支援することで、患者さんの意思を尊重し、ともに治療を意思決定していくことにつながります。患者さんが自ら困りごとを伝える、看護師が代弁して伝える、看護師同席で主治医と話し合う機会をつくるなど、主治医に伝える方法について、看護師は複数の選択肢を患者さんとともに考えることが大切です。

＼ココにも注目してみよう！／

☐ 流涎は緊急性がないから対応の優先度は高くないと判断していないでしょうか。副作用が患者さんの生活にどのように影響しているのかを、患者さんの視点に立って考えてみましょう。

✐ _____

☐ 看護師も主治医に薬について相談しにくいと感じていませんか。もしそうであれば、医療チームとしてどのような課題があるかを考えてみましょう。

✐ _____

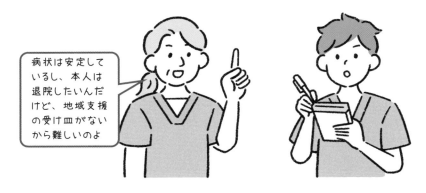

Case 37 看護学生に患者さんの退院支援に関する指導を行っている…

看護学生が実習で担当している患者さんの退院支援について、看護師が指導している。看護師は「病状は安定しているし、本人は退院したいんだけど、地域支援の受け皿がないから難しいのよ」と言って指導しており、学生はうなずきながら聞いている。

> 病状は安定しているし、本人は退院したいんだけど、地域支援の受け皿がないから難しいのよ

モヤモヤ POINT

😞 患者さんの退院が難しいということを指導するのって、何か違わない？
😞 患者さんは退院したいのに、学生も納得している場合ではないのでは？

倫理指針 POINT

- ② 善行
- ③ 無危害
- ④ 知る権利、自律、自己決定の尊重
- ⑩ 多職種連携

倫理的観点からの解説

　患者さんの精神状態が安定しており、退院を希望しているという時点で、入院治療を継続的に行う必要性はあまり高くありません。しかし、看護師の学生への指導内容として、「地域支援の受け皿がない」ことを理由に支援が行き詰まっていることだけを伝えると、学生は患者さんとともに退院をあきらめるしかないと感じてしまうかもしれません。現実として、地域の社会資源には格差があり、住み慣れた場所で継続的に支援を受けることが困難な状況は存在しています。しかし、地域支援の受け皿ができるのを待っているだけでは、患者さん自身の退院への意欲はしぼんでしまい、より地域移行を困難にしてしまうおそれがあります。

倫理指針❷　善行　　倫理指針❸　無危害　　倫理指針❿　多職種連携

　限られた社会資源のなかで、どうすれば患者さんが地域で自分らしく暮らせるのか、患者さんを中心に据えながら支援者とともに検討する場をつくることが大切です。相談支援専門員や関係する障害福祉サービス事業所の支援者、患者さんのサポーターとなり得る家族や地域住民を巻き込んで、支援者のネットワークをつくっていきます。退院後に病状が不安定になることを予測したうえで、症状の再燃を予防したり、症状が再燃しても小さな悪化でとどめることができるように、入院中から地域の支援者と関係づくりを行っていきます。

倫理指針❹　知る権利、自律、自己決定の尊重

　患者さんの病気への対処だけでなく、患者さんの人柄・個性が支援者のネットワークのなかで共通認識されることで、患者さんの人間性を尊重する文化や姿勢が支援者間で育まれていきます。学生も、地域の支援者を巻き込んで退院の可能性を模索していく支援者のネットワークにかかわれたら、患者さんがその人らしく地域で過ごせるために支えることができたと実感し、達成感や自信と誇りがもてるのではないでしょうか。現実の困難な問題に目を背けず、試行錯誤しながら患者さんへの退院支援・地域移行を模索し続ける姿勢を学生たちに示すことが重要です。

　╲ココにも注目してみよう！╱

- □ 「精神障害にも対応した地域包括ケアシステム」について、どのように理解しているでしょうか。地域移行に関する最新の情報を組織に浸透させ、長期入院を防ぎ、退院支援に尽力していく組織づくりが求められます。

　✎ _____

- □ 精神状態が安定していない事例においても、精神症状が不安定という理由だけで入院が長期化していませんか。退院できる精神状態の目安として、到達が困難な治療目標を掲げて入院を長期化させていないか、多職種で話し合うことも大切です。

　✎ _____

Case 38 同意が得られていない患者さんの情報を、研究目的で利用した…

　N看護師に学術集会に投稿する看護研究の担当が回ってきた。以前から取り組んでみたいテーマがあったため、退院した患者さんの診療情報を活用することにした。入院中、患者さんに情報の提供に関する同意を取っていなかったが、院内の事例報告では匿名化して使用していたことがあったため、そのまま利用することにした。

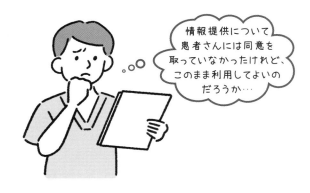

情報提供について患者さんには同意を取っていなかったけれど、このまま利用してよいのだろうか…

モヤモヤ POINT

☹ 患者さんの同意を得ていないことが気になる。研究倫理的に問題はないのだろうか？

倫理指針 POINT

① **人権尊重**

⑤ **守秘義務**

⑨ **看護の探究・発展**

倫理的観点からの解説

看護実践の質向上のために看護研究に取り組むことは重要である一方で、患者さんの個人情報をどのように取り扱ったらよいのか、悩むことも多いと思います。今回のケースでは、入院中に研究目的での診療情報の利用について同意を取っていなかったことが倫理的に問題ではないか、ということが論点になります。患者さんの個人情報が、患者さんの知らないところで勝手に研究に利用されているということは回避しなければならず、看護師の責務として守秘義務を履行する必要があります。

倫理指針❶ 人権尊重　倫理指針❾ 看護の探究・発展

個人情報保護法では、要配慮個人情報として、人種、信条、社会的身分、病歴、犯罪、身体・知的・精神障害があることなどが定められており、不当な差別や偏見、不利益が生じないように配慮することが求められています。ただし、学術研究目的の場合、特定の個人を識別できないように個人情報を加工したうえで個人情報を取得することができます。

患者さんの個人情報を取得する場合には、研究の目的・方法などを情報公開し、さらに、研究対象者となる患者さんに研究参加を拒否できる権利を保障する「オプトアウト」という手法を用いることが可能です。所属機関の臨床研究に関する倫理審査委員会にて、オプトアウトで対応が可能な研究事例と判断された場合は、必ずしも患者さん個別にインフォームドコンセントを行わないといけないわけではありません。

倫理指針❺ 守秘義務

以上を踏まえて注意しないといけないのは、患者さんの病歴や治療、看護にかかわる個人情報を保護したとしても、患者さんの背景情報をよく知っている人が研究成果を閲覧したときに、個人が特定できてしまうリスクがあるということです。研究結果に影響しない範囲で、できるだけ個人が特定できないように情報の匿名化の配慮が必要です。特に、患者さんの個別事例に関する事例報告を行う場合は、できるだけ患者さん個人にインフォームドコンセントを行うことが望ましいでしょう。

> ＼ ココにも注目してみよう！ ／
>
> □ 研究チームは臨床研究に関する倫理指針について最新の知見を学習しているでしょうか。自組織で情報を得ることが難しい場合、近隣の大学の臨床研究の倫理審査委員会に情報提供してもらい、自組織において適切に個人情報保護が行えているか点検してみましょう。

Case 39 病院で禁止している患者さんの私物を同意なく預かった…

　入院している患者さんが、外出中に持ち込み禁止となっているガラス瓶の飲み物を購入してきた。患者さんは持ち込みたいと希望したが、看護師は病棟の規則であることを再度説明し、患者さんの同意が得られないまま病棟で預かることにした。

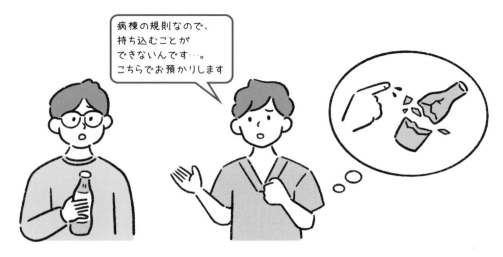

モヤモヤ POINT

😞 病院の規則だから仕方がないとも思うし、患者さんが納得していないことも気になるな。どうしたらいいのだろうか？

倫理指針 POINT

① 人権尊重

② 善行

③ 無危害

倫理的観点からの解説

　精神科病院の閉鎖病棟では、病棟の安全管理上、患者さんが病棟内に持ち込める物品に制限をかけていることも多いと思います。しかし、人権という観点から考えると、患者さんの私物を取り上げて預かることは人権の制限にあたります。日本国憲法第35条では、何人も所持品について、侵入、捜索および押収を受けることのない権利を有していると定められています。精神科病棟では病棟全体の安全を守るために、私物はもとより、あらゆる活動が制限の対象となり得るため、安全管理と人権擁護で必ずといってよいほど倫理的ジレンマを抱えます。

倫理指針❶　人権尊重　　倫理指針❸　無危害

　さて、あなたはガラス瓶の飲み物を病棟に持ち込めない理由を患者さんにどのように説明するでしょうか。看護師の「病棟の規則だから持ち込めません」という説明だけであれば、患者さんは一方的に自分の私物を剥奪されたという感覚が強まり、人権を蔑ろにされているとの思いが強まる可能性があります。

　まず、病棟にガラス瓶を持ち込むことが、なぜ患者さんや他の患者さんの安全を守るうえで支障になり得るのか、できるだけ具体的に患者さんに説明することが求められます。患者さん自身の病状による攻撃性の高まりが自傷他害に発展する可能性がある、現在入院している他の患者さんの病状が不安定であるため自傷他害にガラス瓶を利用されるおそれがあるなど具体例をあげ、患者さんに医療者側が安全を守るためにどのように病棟環境を構築しているのかを丁寧に説明する義務があります。

倫理指針❷　善行

　さらに踏み込んで、病棟の患者さんとのミーティングにおいて、持ち込みを制限している私物について、患者さんが不便や苦痛に感じていること、医療者が心配したり懸念したりしていることを対等に議論し合い、病棟集団としての規則を見直す機会を定期的につくることが大切です。規則を維持するだけはなく、なぜこの規則が必要なのか、ざっくばらんに話し合える病棟文化を形成することが重要です。

＼ココにも注目してみよう！／

☐ リスクマネジメントの観点から、私物の制限および行動の制限が過剰になっていないか、病棟の規則を看護チーム内で話し合ってみましょう。

──────────────────────────────

☐ 患者さんが自傷他害に一度でも使用すると、その後、何年にも渡って該当の私物の制限が続くことがあります。果たして、私物を制限することでしか自傷他害は防げないのでしょうか。患者さんの個別性にあわせたリスクアセスメント、および観察で対応できないのか、考えてみましょう。

──────────────────────────────

Case 40　看護師が実施する社会貢献活動の必要性に疑問が生じた…

　地域住民を対象とした「こころの健康出前講座」の依頼がN看護師にあった。そのことを同僚のO看護師に話すと、「よく引き受けたわね。仕事が忙しいのに、そんなボランティア、やるような時間はないわよ。精神保健福祉士のほうが適任じゃないの？」と言われた。

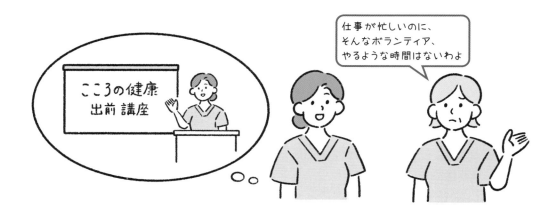

モヤモヤ POINT

😞 地域の人に精神疾患や精神障害について知ってもらうことは大事だと思うんだけどな？　看護師の私が担うような役割でもないのかな？

倫理指針 POINT

⑩　多職種連携
⑪　社会貢献・正義

倫理的観点からの解説

　精神疾患や精神障害のある人に対する正しい理解と、すべての人にこころの健康の大切さを考えてもらうための社会貢献活動は、医療従事者として大変重要な役割です。

| 倫理指針❿ | 多職種連携 | 倫理指針⓫ | 社会貢献・正義 |

　特に精神疾患に関する一般市民の基本的な認識は乏しく、誰でもかかる可能性のある病気であることや、軽快または寛解することのできる病気であるといった認識も十分ではありません。このような疾患や健康課題に関する教育や情報提供は、看護師が得意としているところですし、医療職である専門職が適任だと思われます。また、看護師の普及啓発活動は、N 看護師の所属している精神科医療機関とその医療機関が設置されている地域にとってもよい影響をもたらすことが考えられます。

　現在、精神障害の有無や程度にかかわらず、誰もが地域の一員として安心して自分らしい暮らしをすることができるよう、「精神障害にも対応した地域包括ケアシステム」の構築が推進されています。このシステムには、その地域に良質な医療サービスを提供する精神科医療機関の存在が欠かせません。看護師が実施する社会貢献活動には、医療サービスや正しい医療の知識といった情報の提供なども含まれています。地域住民がこころの健康に支障をきたしたときに、その情報を活用して自身で対処したり予防したりすることができれば、看護師の活動は社会的意義の大きなものであるといえます。

　さらに、社会貢献活動を通じて、地域住民が精神疾患や精神障害に関する知識をもち、精神障害を有する人たちにとって身近な支援者になることができれば、誰もが安心して暮らせる社会の実現に一歩近づけるのではないでしょうか。

＼ココにも注目してみよう！／

□ 〇 看護師は看護師の社会貢献活動をどのようにとらえているのでしょうか。

🖉 ---

□ 看護師が実施する社会貢献活動には、どのようなものがあるでしょうか。

🖉 ---

第④部

倫理観を養うために

①精神科看護師の倫理的ジレンマ

　精神科看護師は、日々働く環境のなかで毎日のように倫理的ジレンマを抱えながら仕事をしているのではないでしょうか。「自分の対応は適切だっただろうか」「患者さんに向けた同僚の言動が引っかかる」「（拒否する患者さんに）丁寧に対応しているのに、なぜこんなに嫌な思いをしなければならないのか」と。責任感をもって、患者さんに対して真摯に向き合っている看護師ほど、倫理的ジレンマを生じさせることが多いのかもしれません。

　このようなジレンマ自体が必ずしも倫理的な問題であるというわけではありませんが、「どうすれば適切に対処できるか」と原因を分析し、解決の手がかりを得るためには、「精神科看護職の倫理綱領」といった 1 つの基準を用いることが有用な方法といえます。

②看護行為に求められる倫理的感受性

　患者さんと看護師の関係は治療的な援助関係であり、適切な看護を実践するうえでは欠かせないものです。その関係を発展させていくことは看護師の大切な使命であり、看護師が患者さんの尊厳と権利を保障することによって信頼関係が構築されていきますが、その関係性を構築するためには、看護師自身の感性や価値観、人間力といったものが必ず影響してきます。

　人の価値観は、その人の生育環境、社会規範、文化、職業などに影響を受けて形成されます。「何をどのように大切にするのか」は生育環境によっても異なりますし、社会規範や文化については、地域やそこで暮らす人々のものの考え方や慣習などに影響を受けています。職業に関しては、法律や就業規則等だけでなく、その職業独自の文化が育まれていますので、個人の価値観にも大きな影響を与えることでしょう。

　患者さんとの関係性は、「精神科看護職の倫理綱領」でも示されている通り、患者さんへの尊厳と権利・価値の保障が基盤となります。そのために看護師は、自身の感性や価値観、人間力を磨いていく必要があり、私たちの看護行為のすべてに倫理的側面が備わっていることに気づくことのできる倫理的感受性を養い、高めることが求められます。

　人の感受性は、その人の感性や価値観、人間力などによって、感じ方や受け止め方が異なるため、倫理原則や倫理綱領の知識をもっているということが、倫理的感受性を磨く大前提になります。しかし、倫理的感受性が一度高められたとしても、その意識を持続させることは容易なことではありません。看護業務に慣れることは大切なことですが、倫理的緊張感を欠いてしまうと不用意な発言や対応をとってしまうこともありますし、組織の風土によって感覚が麻痺していると、目の前にある倫理的な課題に気づきにくくなることもあります。

　そこでここでは、一般社団法人日本精神科看護協会が制作した「モヤモヤ MEMO」を紹介します。モヤモヤ MEMO を収載したブックレットは協会ホームページ（https://jpna.jp/ethics）から購入できます。また、モヤモヤ MEMO のページ部分は、https://jpna.jp/cms/wp-content/uploads/2022/03/ethics_MOYAMOYA-MEMO_format.pdf からダウンロードできます。

③モヤモヤ MEMO の活用

　モヤモヤ MEMO は、自分自身や医療チーム内の倫理的感受性を磨くために活用できるツールです。仕事のなかで「気がかりなことや不安感」「違和感が拭いされない」などの気持ちを抱くときには、何かしらの倫理的な問題が生じていることも少なくありません。

　モヤモヤ MEMO には、自分自身や他者との間で生じているモヤモヤを感じる出来事を具体的に記入します。そして、その出来事を振り返り、倫理指針に照らし合わせながら分析・考察することで、倫理的な問題を認識できるようになります。

◆　モヤモヤ MEMO の使い方

　仕事の合間や終わった後に気になる出来事があれば、忘れないうちにモヤモヤ MEMO に記入しておきます（個人での活用法）。また、看護倫理に関する研修会などで使用する場合は、自身が整理したい出来事を記録しておきましょう（チームでの活用法）。

【個人での活用法】

　モヤモヤ MEMO の具体的な記入方法について解説します（図1・2参照）。

記入①　→出来事を具体的に書き込む

● 日常の看護業務における「モヤモヤする」「気がかりがある」「心配事がある」「倫理的ジレンマを感じる」などの出来事を、『できごと』欄に記入します。

● 上記のような気持ちにさいなまれたときは、できるだけタイムリーに記録しておきましょう。

● 記録は、その出来事を想起できるものであれば OK。詳細に記録する必要はありません。

● 記録に関して、個人情報等の取り扱いには十分ご注意ください。

記入②　→関連する倫理指針を選ぶ

● まず、「精神科看護職の倫理綱領」を学習しておきましょう。そのうえで、記入①の出来事に「倫理指針」の❶〜⓬を照らし合わせてみて、参考になりそうな倫理指針の番号を『関連指針』欄に記入します。

● 複数の指針項目が該当する場合は、その項目すべてを記入してください。

記入③　→モヤモヤの％を記入する

● そのときに感じたモヤモヤの度合いを自分なりに数値化してみましょう。

（例）

0	10	20	30	40	50	60	70	80	90	100
まったく		少し			中くらい		かなり			最大

記入④　→振り返りを行う

● 『できごと』欄を確認して、どのような考え方や行動や反応が見えたでしょうか。何に違和感や引っかかりがあるのかを振り返り、その際に得られた気づきや新たな対処方法などが見つかれば、具体的に記入してください。

【チームでの活用法：研修会で活用する場合（グループワーク）】

　グループワークは、メンバー相互で話し合い、参加者がもつ経験や背景を共有させることにより、課題の解決を図ったり、学習、動機づけ、必要な態度の形成に至るきっかけをつくることを目的とします。また、倫理指針と照らし合わせながら、その出来事に潜む倫理的課題に関心を向けることで、「倫理的感受性を高めること」や「倫理的行動の多様性を育むこと」の力を養います。

● 記録した人の「気づき（記入④）」に着目して、グループメンバー個々の考えや感じ方を共有します。

● 倫理指針を活用して、グループメンバー個々に大切だと感じる倫理的なポイントを共有します。

● 参加者が倫理的に物事を考え看護を行うようになれることが目標ですから、個人的な価値観を押しつけたり、無理に結論を導き出さないようにしましょう。

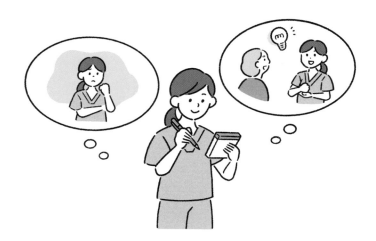

図1 モヤモヤ MEMO の記入例（1）

記入① / 記入②

No.	日付	できごと	関連指針	モヤモヤ度
	2/10	一緒に夜勤をしていた先輩看護師が、患者さんに対し「あとでって言ったでしょ」と強い口調で言っているのが聞こえた。	1-1,2,3 3 4	70% 記入③

記入④
怒られた患者さんがかわいそうに思うけど、しつこく訴えているのは患者さんだから仕方がないようにも感じる…。
でも、やっぱりあの言い方はよくないと思う。他に対応方法がなかったのだろうか。

看護師側にどのような事情があったとしても、威圧的に受け止められかねない言動には注意すべきです。患者さんの尊厳を守り、精神症状を含めた患者さんの個性を尊重するためには、基本的に肯定的な態度で人と人との関係性を育んでいく必要があります。看護師の対応方法にバリエーションをもたせることができれば、肯定的に対応できる他の方法も考えられたのではないでしょうか。

図2 モヤモヤ MEMO の記入例（2）

記入① / 記入②

No.	日付	できごと	関連指針	モヤモヤ度
	6/21	作業療法に1か月参加していない患者さんに今日も断られた。同僚Aに話すと、「出たくないなら無理に参加させなくてもいいんじゃない?」と言われた。	1-1,2,3 2 3 4 6	60% 記入③

記入④
患者さんにとって必要性があるから指示が出ているのに、どうしてAさんは平然とあんなことが言えるのだろうか。何が本当に必要な援助なのか、わからなくなってきた。

看護師は、患者さんが自ら治療に参画し、納得して医療や看護を受けることができるよう、治療の必要性や効果について丁寧に説明し、その説明内容をどのように受け止めているかも含めて、患者さんの意思をくみ取る必要があります。

② 精神科病院における障害者虐待防止対策について

①改正精神保健福祉法における障害者虐待防止について

　2023（令和5）年12月に、精神保健及び精神障害者福祉に関する法律（精神保健福祉法）の一部が改正され、精神科病院における障害者虐待に関する防止措置が規定され、2024（令和6）年4月1日より施行されます。

　この法改正は患者さんへの虐待を防ぐため、精神科病院の管理者に対し、病院の職員などへの研修や患者の相談体制の整備を義務づけているだけではなく、精神障害者の権利擁護体制の充実を図ることが大きな目的といえます[*1]。今後、精神科病院の業務従事者は、法改正にかかるさまざまな事業や制度の理解に基づき、患者さんの意思決定支援や権利擁護について、今まで以上に取り組んでいく必要があります。

②精神科病院における「障害者虐待」とは

　障害者虐待の防止、障害者の養護者に対する支援等に関する法律（障害者虐待防止法）第31条では、医療機関を利用する障害者に対する虐待の防止等について定められており、すべての医療機関において、医療機関の業務従事者への研修の実施や普及啓発、相談支援体制の整備等必要な措置を講じることが求められています。

　なかでも、精神科病院については、入院中の患者さんは全員が精神障害者であるため、特段の配慮が必要であり、このたび、精神保健福祉法に、精神科病院における業務従事者による障害者虐待への対策等が定められました。ここでいう「精神科病院」には、精神科単科の病院だけではなく、精神病床をもつすべての病院が含まれます。

　具体的な障害者虐待の類型や特徴等について、表1に示します。

③業務従事者の倫理意識の向上には組織全体で取り組む

　精神科病院における患者さんへの虐待防止に関する取り組みは、患者さんの基本的人権の尊重や最善の利益の尊重だけでなく、医学的良心に基づいた質の高い医療サービスを提供する観点からも重要といえます。

　このような取り組みを継続するためには、患者さんにかかわるすべての業務従事者が、虐待防止について正しく理解し、意識の向上に努めていかなければなりません。そこで、業務従事者が意識向上に努めるために活用できるチェックリスト例を紹介します（表2）。なお、本書では「業務従事者自己点検チェックリスト」を紹介していますが、日本精神科看護協会がまとめた『精神科病院における障害者虐待防止の手引き』（https://jpna.jp/cms/wp-content/uploads/2023/12/JPNA_gyakutaiboshi-tebiki_20231201.pdf）には、「体制整備チェックリスト」「虐待行為のチェックリスト」も収載されているので、参照してください。

---

*1：本項では、法令における用語の定義に準じて、「障害者」としている。

表 1 障害者への虐待行為の分類について（障害者虐待防止法をもとに作成）

分　類	内容と具体例
①身体的虐待	障害者の身体に外傷が生じ、もしくは生じるおそれのある暴行を加え、または正当な理由なく障害者の身体を拘束すること 【具体的な例】 ● 殴る、蹴る、つねるなどの暴力行為。 ● 患者さん本人の意思にかかわらず強制的に食べ物や飲み物を口に入れる。
②性的虐待	障害者にわいせつな行為をすること、または障害者をしてわいせつな行為をさせること 【具体的な例】 ● 性交、性器への接触、性的行為を強要する。 ● 援助に不必要な露出を意図的に強要する。
③心理的虐待	障害者に対する著しい暴言、著しく拒絶的な対応、または不当な差別的言動その他の障害者に著しい心理的外傷を与える言動を行うこと 【具体的な例】 ● 「そんなことをしたら退院させない」など言葉による脅迫。 ● 患者さんの家族に伝えてほしいという訴えを理由なく無視して伝えない。
④放棄・放置 （ネグレクト）	障害者を衰弱させるような著しい減食、または長時間の放置、当該精神科病院において医療を受ける他の精神障害者による①～③までに掲げる行為と同様の行為の放置、その他の業務従事者としての業務を著しく怠ること 【具体的な例】 ● 入浴しておらず異臭がする、排泄の介助をしない、髪・ひげ・爪が伸び放題、汚れのひどい服や破れた服を着せている等、日常的に著しく不衛生な状態で生活させる。必要とする衛生面や排泄などについての介助を行わない。 ● 褥瘡ができているにもかかわらず、体位の調整や栄養管理を怠る。
⑤経済的虐待	障害者の財産を不当に処分すること、その他障害者から不当に財産上の利益を得ること 【具体的な例】 ● 患者さん本人の同意なしに財産や預貯金を処分・運用する。 ● 患者さん本人の意思や能力にかかわらず、業務従事者が患者の金銭等を過剰に管理する。

④組織の自浄作用を発揮するために

　精神障害者への虐待に関する未然防止ならびに再発防止対策は、医療界全体で取り組みを強化すべき課題であることはもちろんですが、今後は精神科の業務従事者自身がその取り組みの中核を担い、リーダーシップを発揮し、継続的な虐待の未然防止に努めていかなければなりません。患者さんや利用者さんとの信頼関係構築に努めるためには、すべての職種に専門的なコミュニケーションスキルが求められます。そして、そのスキルの大半は倫理的感受性と相関しています。

　しかし、業務従事者が個々に倫理的感受性を養い、常に意識を働かせることを継続していくことには限界があります。そのため、業務従事者は、自分の意識だけで自身の感受性を維持することには難しさがあることを認識し、業務従事者同士が互いにサポートし合える文化を形成していくことが必要不可欠なのです。倫理的感受性をもった応対技術やコミュニケーションスキルには、継続した訓練が必要であり、そういった組織文化の醸成を図ることが、臨床現場に根差した、良質な医療サービスの提供につながっていきます。

表2 業務従事者自己点検チェックリスト

	項　　目	チェック欄
1	自分が働く職場では患者への虐待は起こるはずがない。	☐ はい ☐ いいえ
2	良心的で組織理念を理解している業務従事者は、虐待行為を行うことはない。	☐ はい ☐ いいえ
3	虐待は違法行為であり、許されないことである。	☐ はい ☐ いいえ
4	虐待には身体的虐待、心理的虐待、性的虐待、経済的虐待、ネグレクトがある。	☐ はい ☐ いいえ
5	職場環境が密室化していると虐待が生じ易い傾向がある。	☐ はい ☐ いいえ
6	叱りつけたり怒鳴ったりするのは、心理的虐待である。	☐ はい ☐ いいえ
7	安全のために行う身体的拘束は、虐待にあたらない。	☐ はい ☐ いいえ
8	向精神薬などで強く精神作用を抑えることは、身体的虐待にあたる可能性がある。	☐ はい ☐ いいえ
9	非告知与薬（ブラインド投与）は身体的虐待にあたる。	☐ はい ☐ いいえ
10	患者に卑猥な言葉をかけることは、性的虐待に該当する 。	☐ はい ☐ いいえ
11	援助中であっても、援助に不必要な露出は性的虐待に該当する可能性がある。	☐ はい ☐ いいえ
12	患者の近くで暴力的な言動を発するのは、心理的虐待にあたる。	☐ はい ☐ いいえ
13	患者に親しみをこめて、「ちゃん付け」で呼んだり愛称で呼ぶことがよくある。	☐ はい ☐ いいえ
14	患者に必要な支援を行わないのは、放任であり虐待である。	☐ はい ☐ いいえ
15	患者の金銭使用を制限するのは、経済的虐待にあたる。	☐ はい ☐ いいえ
16	業務従事者が行う代理行為は、経済的虐待に該当する可能性がある。	☐ はい ☐ いいえ
17	支援に必要な知識や技術、経験が未熟だと虐待に繋がりやすい。	☐ はい ☐ いいえ
18	不穏な患者を力ずくで制止することは、やむを得ない場合がある。	☐ はい ☐ いいえ
19	患者の求めていない対応だとわかっていても、やむを得ない場合がある。	☐ はい ☐ いいえ
20	自分や同僚の援助の仕方に疑問を感じることがある。	☐ はい ☐ いいえ

（次頁に続く）

21	業務従事者が、自分では知らないうちに患者に虐待行為を行うことがある。	□ はい
		□ いいえ
22	すべての人は虐待を行うかもしれないリスクをもっている。	□ はい
		□ いいえ
23	ストレスや疲労が重なると誰もが虐待行為に及んでもおかしくない。	□ はい
		□ いいえ
24	虐待防止マニュアルがあれば虐待は起こらなくなる。	□ はい
		□ いいえ
25	トラブルやミス（ニアミス）を積極的に報告するシステムがあることを知っている。	□ はい
		□ いいえ
26	苦情に対応する第三者委員会が置かれていて、審議や検討事項について定期的に開示されていることを知っている。	□ はい
		□ いいえ
27	虐待が疑われる状況を目撃した時の通報先を知っている。	□ はい
		□ いいえ
28	虐待の通報は義務ではなく、良心に基づいて行うものである。	□ はい
		□ いいえ
29	虐待の通報は、病院管理者が行うもので業務従事者が行うものではない。	□ はい
		□ いいえ
30	当時者とのトラブルが起こったときには、上司に積極的に相談している。	□ はい
		□ いいえ
31	上司に意見をしたり、相談をしたりしにくい雰囲気がある。	□ はい
		□ いいえ

一般社団法人日本精神科看護協会：精神科病院における障害者虐待防止の手引き．11-12，2023．を一部改変

　個々の組織の問題や課題としてとらえず、全国の精神科の業務従事者が一丸となり、社会に信頼され続けられる医療機関として、さらに発展していけるよう取り組んでいくことが大切です。

③ 組織の倫理意識を高めよう

①倫理意識の高い組織をつくるために

　精神医療における倫理的課題や問題は、一人では、また看護師だけでは解決できないことが多くあります。看護師が倫理的課題と感じたとしても、他の職種との価値観の相違や、日頃のコミュニケーションのあり方などにより、解決に向けられないこともあります。

　倫理的課題の解決には、倫理に関する価値観を組織全体で共有し、組織文化をつくり上げることが必要です。そのため、組織の管理者には、一人ひとりが倫理的感受性を磨けるような支援体制や組織全体で倫理的感受性を高められる仕組みをつくることが求められます。

　安心・安全な医療の提供を行い、対象となる人々の尊厳を守る立場にある精神科看護師は、常に倫理的緊張感をもち、自分自身、同僚、組織全体で非倫理的な芽を小さいうちに摘み取らなければなりません。病院の職員の多くを有する看護部門の管理者がリーダーシップを発揮することは、病院全体の組織文化をつくり上げるためにとても有効と考えます。

②倫理意識の高い組織文化とは

　組織文化とは、組織の間で共有されている価値観・規範・信念です。習慣や環境によって定着した組織風土の変革は簡単なことではありませんが、一方で、組織文化は意図的にデザインすることも可能です。

　例えば、組織の理念やビジョンが変わることで職員のモチベーションも変わります。倫理意識が高い組織文化をつくるには、倫理的な価値観が方針やルールに組み込まれていることが必要です。倫理意識の高い組織において組織の倫理綱領が示されていることも、その一例といえます。

　精神科看護師においては、一般社団法人日本精神科看護協会が定めている倫理綱領が2021年5月に改正され、「精神科看護職の倫理綱領」として公表されました。そこには、精神科看護師として大切にすべき指針が示されています。その内容を組織内で共有するだけでも、個々の意識づけに役立ちます。

　さらに、人事考課制度などの評価に倫理的行動が結びつけられていたり、職員の採用面接や院内教育に倫理的な視点が盛り込まれている組織は、倫理意識が高い組織といえるでしょう。

③倫理意識を高める仕組みとその継続

　倫理意識が高い組織文化の形成のための体制整備や仕組みをつくることは必要ですが、重要なことはそれをいかに継続させるかです。継続的な倫理的課題への取り組みの1つとして、患者さん自身の自己判断が不能な場合、DNR（DNAR）、検査・治療・入院・退院等の拒否、治療の中止など多く発生する倫理的課題については、病院としての方針や対応を定めておくとよいでしょう。また、日常場面での倫理的問題や患者さんや家族が抱えている倫理的課題については、多職種で情報共有し、対策を検討する倫理カンファレンスが必要です。

さらに、臨床現場で課題解決ができない事案が生じた際には、病院管理者を中心に構成する倫理委員会の設置が必要です。こういった仕組みを整え、継続的な検討と研修を行うことで院内の多職種間で共通認識をもつことができ、価値観の共有やコミュニケーションの円滑化につながり、倫理意識の高い組織文化となります。

④看護管理者として倫理意識が高い組織づくりのために行うこと

◆ 倫理研修を通した教育について

【院内研修の実施】

病院に勤務する職員は、学歴や経験、年齢もさまざまです。研修受講者によっては、「聞いてもよくわからなかった」「難しかった」という感想をもつ職員もいることでしょう。そのため、研修を企画する際は、対象者にあった研修内容を検討する必要があります。例えば、事務職や看護補助者は「倫理」という言葉に聞きなじみがないかもしれません。そのようなときには、人としてどうあるべきかを学び、行動に移せるような研修が効果的です。倫理を行動に反映させるためには、私たちの対象である患者さんや家族に対する接遇をテーマにしてもよいでしょう。

また、精神疾患や障害特性については、有資格者だけでなく、患者さんにかかわる職員すべてが学んでおく必要があります。患者さんや家族はもちろんのこと、職員同士においても学んだことを意識し行動に活かすことで、信頼関係の構築に結びつきます。

さらに、研修の時間や方法（eラーニングなどの活用）を工夫することによって、より多くの職員が学べるよう計画することが必要です。

【院外研修の活用】

院外の研修は、病院外の人々との交流や情報交換により、自身の病院を客観的に見直す機会となります。また、アンガーマネジメントやCVPPP（包括的暴力防止プログラム）、アサーションなどの、患者さんへの対応力を高めるための研修会への参加を促すことも大切です。

◆ 倫理カンファレンスを習慣にする

日常業務のなかで倫理的なジレンマが生じたときに、すぐに倫理カンファレンスを開催することができるような意識づけが必要です（次項参照）。

倫理カンファレンスは、日頃実施しているミーティングやショートカンファレンスの場などを活用して、短時間であってもリアルタイムに検討ができるように柔軟な形で行うと実施しやすくなります。また、カンファレンス記録は、カンファレンスに参加できなかった職員や他の職種が共有できるよう、診療録に簡潔に記載できる工夫ができるとよいでしょう。

◆ 倫理的課題・問題の察知ができる環境づくり

倫理的課題や問題は、一人ひとりの倫理的感受性が高まることによって、いち早く察知することができ、課題解決へ向けることができます。しかし、倫理的ジレンマが生じても発言がしにくい環境などでは、解決に導きにくくなるため、風通しのよい職場環境づくりが必要となります。第三者の目が入るように実習の受け入れや看護体験を実施したり、第三者評価などの活用も効果的です。

また、患者さんや家族からの意見箱の設置や満足度調査などからも、倫理的課題や問題を察知することができます。看護管理者が病棟ラウンドなどを行うことも有効です。

⑤まとめ

　長い歴史のなかで、精神医療の考え方や治療方法、看護ケアも変化しつつあります。以前はその方法でも認められていたことや必要と思われていたルールが、今も認められるのか、必要とされているのかを考えることが大切です。

　人の価値観は時代や環境によって変化しますし、また、人それぞれで異なります。現在の精神医療や看護に必要とされていること、求められていることを理解することで、初めて倫理が何かを知り、倫理的課題や問題に気づくことができると思います。そのためには、外に目を向け多くのことを聞き、情報を獲得していく必要があります。

　精神医療の現場では、救急・急性期医療はもちろんのこと、治療抵抗性のある患者さんや処遇困難例、身体合併症患者さん、周辺症状の高い認知症の患者さん、児童思春期、精神症状を伴う発達障がい者など、多岐にわたる精神疾患・障がい者の受け入れにより、日々大変な状況にあります。人員不足や業務多忙の状況があるなか、多くの看護師が倫理的ジレンマを抱えながら業務を続けていくことで、離職や事故、患者さんへの虐待をしてしまうということにつながる可能性もないとは言い切れません。離職はさらなる人員不足を加速させますし、事故や虐待が生じると日常の業務以上に時間をとられます。

　少しの時間でも倫理について学ぶ時間を設け、外部との交流の場をつくり、現場で倫理について語り合う時間をもつことが、組織にとって必要なことです。精神科看護師一人ひとりの力で組織の倫理意識を高めることによって、倫理意識の高い組織文化はつくられていくのです。

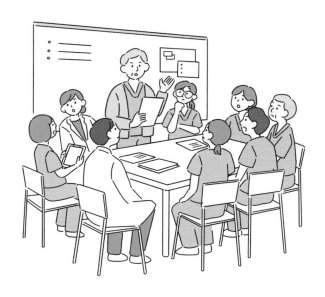

④ 倫理カンファレンスの活用

①精神科看護における倫理的ジレンマと意思決定のプロセス

　精神科看護の現場では、さまざまな倫理的問題に遭遇します。精神科看護師は、患者の自律性と安全性のバランスをとりながら、倫理的な判断を下さなければなりません。その判断の多くは、じっくりと倫理的行動を吟味する必要のあるものです。このような状況には、意思決定プロセスにおいて、さまざまな価値観をもった参加者と行う「倫理カンファレンス」が非常に有効です。

　本項では、事例を用いて、4ステップモデルに基づく意思決定プロセスを紹介します。このモデルは、ステップ1：全体状況の把握、ステップ2：関係者の価値観の確認、ステップ3：価値観に基づく行動の列挙、ステップ4：最善のケアの選択という4つのステップから成り立っており、精神科看護の実践において倫理的ジレンマを解決するための指針となります。なお、4ステップモデルについては、「③4ステップモデルによる倫理的な意思決定」（p163）を参照してください。

【事例概要】

　50代男性のAさんは、統合失調症のため10年間、精神科病院の閉鎖病棟に入院しています。数年前から糖尿病を患い、現在は腎不全と診断されています。透析治療が必要ですが、それには内科への転院か家族の協力が必要で、どちらも困難です。Aさんは透析について「わからない」「やりたくない」と反応しており、疎遠になっている弟が唯一の家族ですが、透析については「本人がやりたくないなら仕方がない」との立場をとっています。

※事例はあくまで架空であり、語られる内容の正誤ではなく、進め方、深め方の一例です。

◆ ステップ1：全体状況の把握

> 1. ファシリテーターとサブファシリテーター（書記：ホワイトボードなどに要点を記載する）を選出
> 2. 患者の治療上、看護上の問題の共有
> 3. 状況にかかわっている人（登場人物）、何に困っているかの共有

【倫理カンファレンスの例】

●ファシリテーター：今日はAさんの透析治療について話し合います。受け持ちB看護師から、Aさんの現状についてお願いします。

●受け持ちB看護師：Aさんは透析治療で延命可能ですが、本人は、「わからない」「やりたくない」と言っています。現在、倦怠感が強く、食欲不振もあります。

●ファシリテーター：Aさんの透析導入について、弟さんの意見も重要ですね。

●C精神保健福祉士：Aさんと弟さんは疎遠で、Aさんが透析を望まないならそれでいいと言っています。通院の付き添いや、金銭的な負担も難しいです。

●ファシリテーター：主治医のD先生、Aさんの病状や治療への理解度はどうですか？
●精神科D主治医：精神症状の改善は期待できません。軽度知的障害もあり、透析治療に関する理解は何とも言えません。自己管理は困難です。
●ファシリテーター：E先生、透析の必要性は？
●内科E医師：腎臓のろ過機能は悪化し、透析導入は避けられません。行わないと、重篤な合併症が発生し、余命は数か月となる可能性があります。

> 患者Aさんの病状と透析治療に関して、多職種からの情報提供と意見交換が行われました。看護師、精神保健福祉士、主治医、内科医がそれぞれの観点からAさんの状態や治療の必要性、家族の意見などを提供し、Aさんの最善の利益について検討するための情報を整理しています。

◆ **ステップ2：関係者の価値観の確認**

> 1. 関連する法律や制度、対応する倫理原則、倫理綱領の確認
> 2. 関係者の思いや価値観の言語化と共有
> 3. それぞれの思いの意図や背景情報の意識化

【倫理カンファレンスの例】
●ファシリテーター：関係する法律や制度について、何が問題となりますか？
●精神科D主治医：何度も寄り添って説明したうえでの透析の拒否は、本人の意思として考慮され、家族がそれに任せることも認められます。透析を差し控えることが法的な罪に問われるわけではありません。
●内科E医師：ガイドラインでも、患者の意思を尊重し、本人にとっての最善の方針、すなわち、透析を行わない選択をすることは可能です。
●ファシリテーター：倫理原則や倫理綱領に基づいて、どのように考えるべきでしょうか？
●F精神科認定看護師：Aさんの意思を尊重する"自律尊重の原則"と"善行の原則"が対立しています（p10＊1参照）。精神科看護職の倫理綱領からも、"善行""無危害""知る権利、自律、自己決定の尊重"の検討が必要です。
●ファシリテーター："善行の原則"では、患者に不利益を与えず、彼らの人間性を考慮しながら最善を尽くすことが求められています。一方、"自律尊重の原則"は患者さんに十分な情報を提供し、意思決定に責任をもつことを重視しています。これらの原則は本来は対立するものではなく、両方を大切にしながら、共通の合意点を見つけていきましょう。

- -

●ファシリテーター：それでは、皆さんの思いや考え、大事にしたいことはどのようなことですか？
●受け持ちB看護師：私は透析治療を望みます。先生は法的問題はないとおっしゃいましたが、Aさんがちゃんと理解されているとは思えません。家族と本人への説明を続けたいです。
●ベテランG看護師：私はやりたくないというAさんの意思を尊重し、透析以外の治療を行

いながら、彼が望む希望をかなえることを支援したいです。楽しみである食べることへの制限に耐えているAさんがかわいそうです。

●内科E医師：転院が無理なら、腹膜透析も提案できますが、腹部にカテーテルを留置するので、身体的拘束が必要かもしれません。

●受け持ちB看護師：腹膜透析には賛成ですが、身体的拘束は避けたいです。Aさんの尊厳を傷つけてしまうと思います。

> ステップ2では、Aさんの透析治療に関する関係者の異なる意見や立場が話し合われました。法的側面と倫理原則に基づいて、Aさんの意思を尊重すると同時に、Aさんの最善の利益をどう考えるかが議論されています。看護師や医師たちは、Aさんの意思を尊重すること、透析治療の代替案の可能性、身体的拘束を避けることなど、それぞれの観点から意見を述べ、それぞれの価値観に対する理解を深めていきました。

◆　ステップ3：価値観に基づく行動の列挙

> 1. 関係者の価値観に基づいた、行動選択の検討
> 2. 取り得る行動と結果の想定
> 3. 解決策のメリット・デメリットを列挙
> 4. 最善の選択肢の基盤づくり

【倫理カンファレンスの例】

●ファシリテーター：どのような行動を選択できるか、できるだけたくさんあげてください。メリット・デメリットも考慮してください。

●F精神科認定看護師：正直、本人の思いは不明確です。しかし、以前具合の悪いときに、「死にたくない」と恐怖心を示されました。Aさんへの説明はより具体的に行うべきです。メリットは治療の重要性と緊急性が理解しやすくなることですが、デメリットは、意思決定への圧力となることです。

●C精神保健福祉士：弟さんの経済的な負担や社会的サポートについて検討する必要があります。高額療養費や介護保険サービスの活用も考えられますが、すべての負担が軽減されるわけではありません。

●受け持ちB看護師：腹膜透析も選択肢の1つです。Aさんは死んでもいいとは言っていません。看護の力を結集して、身体的拘束は行わない方向で考えたいです。

●F精神科認定看護師：自分は行動制限最小化委員なので、メンバーとともに、Aさんを拘束しない方法を検討します。しかし、事故のリスクは避けられないので、家族への十分な説明と同意が必要です。

●内科E医師：腹膜透析のデメリットには、腹膜劣化による治療期間の限界や、血糖値上昇のリスクがあります。さらに、退院した場合、毎日の透析液の交換による負担は大きいです。

●ベテランG看護師：現時点ではAさんの意思を尊重し、積極的な透析治療を行わないこと

も選択肢です。食べたいものを食べるなど、Ａさんの希望に沿った生活をサポートすることが大切だと思います。デメリットは、余命を短くしてしまうことです。

●受け持ちＢ看護師：すでに食欲不振で、食べたいものはないと言っています。ただ、私は透析の是非ばかりを念頭にしていたので、Ｇ看護師の意見から、Ａさんがどのように生きたいのか、本当の意味でのＡさんの思いを知る必要があると思いました。現時点では、無理に透析をすることが難しいという意見にも同意します。

●ファシリテーター：透析導入の是非について検討できました。他に検討すべき点はありますか？

●Ｆ精神科認定看護師：現時点で、透析をしないという意見に賛成です。しかし、Ａさんの意思決定能力やその変化について、定期的な評価は重要です。

このステップ３では、Ａさんの透析治療に関して、さまざまな選択肢とそのメリット・デメリットが検討されました。関係者はＡさんの意思、身体的拘束の回避、経済的負担、社会的サポート、治療方法のリスクなど、多角的な視点から意見を交換しました。透析治療の是非だけでなく、Ａさんの生活の質と意思決定能力の変化にも注意を払う必要性が強調されています。参加者は、Ａさんの最善の利益を考慮しながら、共通の合意点を見つけようと努力をしています。

◆ **ステップ４：最善のケアの選択**

1. チームとしての行動決定（とりあえずの合意）
2. 各関係者の具体的な役割の決定
3. 次のステップの決定

【倫理カンファレンスの例】

●ファシリテーター：Ａさんにとっての最善のケアの計画を立てましょう。現時点での方向性は、Ａさんの意思を尊重し、無理に透析を行わないという方向でよろしいですね。それでは、それぞれの役割として、できることは何ですか？

●精神科Ｄ主治医：意思決定能力や変化を継続的に評価します。透析のリスクと利益について、Ｅ医師とともに情報を提供し続けます。

●受け持ちＢ看護師：Ａさんの生活の質を向上させるために、身体ケアと生活環境の整備を行います。Ａさんの望む生き方を知るために積極的にコミュニケーションを図ります。

●ベテランＧ看護師：私はＢ看護師と協力し、ケア提供や相談に応じます。

●Ｆ精神科認定看護師：倫理的な側面からの意見を提供し、チーム内の意思決定をサポートします。

●Ｃ精神保健福祉士：Ａさんと家族の社会的、経済的なサポートを検討し、必要に応じて、社会資源や福祉サービスを提供する準備をします。

●ファシリテーター：それでは、各自の役割を遂行し、ネクストステップとして、次の倫理

カンファレンスでは進行状況の評価と方向性の再検討を行い、その時点での意思決定を進めましょう。

> 最後のステップでは、Aさんにとっての最善のケア計画が話し合われました。チームは、Aさんの意思を尊重し、現時点では無理に透析を行わない方向で合意し、それぞれの役割として行うことを明確にしました。主治医はAさんの意思決定能力の評価と透析のリスク・利益に関する情報提供を続けること、看護師はAさんの生活の質向上のためのケアとコミュニケーションを重視し、精神保健福祉士は社会的、経済的なサポートを検討することが決まりました。ファシリテーターは、次回の倫理カンファレンスで進行状況の評価と方向性の再検討を行うことを提案しました。
> このように、チームは多職種協働でAさんにとって最善のケアとは何かを深めていきました。

　この倫理カンファレンスでは、Aさんの透析治療に関する倫理的ジレンマを多職種チームで協議し、現時点で透析を行わないという一致した見解を得ました。今後は、Aさんの生活の質向上とサポートを継続して検討していきます。劇的な改善を期待するのではなく、現在可能なケアに焦点を当て、状況に応じて「とりあえずの合意」を目指します。

　今回は4ステップモデルを使用しましたが、別のモデルを使用したとしても、その目的は、患者さんにとっての最善を常に意識し、「みんなで決める、そして何度でも決める」ことです。

②倫理カンファレンスの意義と効果

　倫理カンファレンスは、臨床現場の倫理的ジレンマに対処するために不可欠です。患者さんや家族、医療スタッフ間の異なる立場や価値観を理解し、共同で倫理的な意思決定を進める場となります。日常の「なんかモヤモヤするな」という小さな疑問や違和感から始め、多角的な視点にふれながら、自己の価値観を再認識することは、専門職として成長するきっかけとなるでしょう。異なる意見のなかに「とりあえずの合意点」を見つけ、チームへの信頼感を育みながら、継続的に議論を深めていきます。

　倫理カンファレンスは形式にこだわらず、現場の状況に応じて柔軟に開催できます。少人数でも、多職種の参加でも、豊かな議論を展開することが可能です。なかには、患者さんや家族を含めて倫理カンファレンスを実施し、共同意思決定のアプローチを取り入れることで、より広がりある討議を行う施設も出てきています。

　精神科看護師は、患者さんのニーズと権利を優先し、倫理カンファレンスを通じて、そのとき、その場での最適で、最善なケアを探究することが重要です。このプロセスを経ることで、看護師は倫理的感受性を高め、看護へのモチベーションを高めると同時に、質の高いケアの提供に貢献することができるのです。

③4ステップモデルによる倫理的な意思決定

　4ステップモデルは、国際看護師協会（ICN）が倫理的意思決定を導くモデルとして提案し（フライ、ジョンストン 2002/2005）、これを小西（2007）が修正したものです。その後、修

正が重ねられ、現在では Ver.3 が紹介されて、看護倫理教育や実践において広く用いられています。本項では Ver.1 を参考に、一部改変して解説します。

4 ステップモデルは、次の 4 つのステップで構成されています。4 ステップ事例検討シートなどを用いるとまとめやすくなります（表 3）。

◆ **ステップ 1：全体状況の把握**（問題の明確化）

まず、事例の背景や状況を把握します。具体的には以下の点を検討します。
- 関係者（患者さん・家族、医療者など）
- 問題となっている状況
- 治療上や看護上の問題共有

事例の全体状況を把握することで、問題を正しく理解し、適切な意思決定を行うための土台をつくることができます。

◆ **ステップ 2：関係者の価値観の確認**（問題の分析・整理）

次に、関係者それぞれの価値観を確認します。価値観とは、状況にかかわる各人が大切にしている「価値を感じること」や「思い」のことです。話し合うときには、価値観の意図や背景も含めます。具体的には次の点を検討します。
- 患者さん・家族の価値観
- 医療者の価値観
- 社会の価値観（関連法規・制度を含める）
- 倫理的な価値観（対応する倫理原則（自律尊重・善行・無危害・公正）、倫理綱領など）
- 看護師としての第一義的な責任（看護師の職務上の責任、すなわち、患者さんの健康を守り、その人らしい生活を支えるという責任）の確認

価値観は、倫理的意思決定において重要な要素となります。異なる価値観をもつ人々がかかわる倫理問題では、それぞれの価値観を理解し、尊重することが重要です。

◆ **ステップ 3：価値観に基づく行動の列挙**（判断）

3 つ目のステップでは、確認した価値観に基づいて、各々の取り得る行動の選択肢を列挙します。選択肢は、それぞれの行動を取った結果や波及効果（利点・欠点）とあわせて考えるとよいでしょう。具体的には以下の点を検討します。
- 患者さん・家族の意思を尊重した行動
- 医療者の倫理的な判断に基づく行動（取り得る行動）
- 各行動の波及効果（利点と欠点）
- 社会の利益に配慮した行動

看護師は倫理原則に基づき、患者さん・家族の意思を尊重しつつ、医療者として適切な判断を行い、社会の利益にも配慮した行動を選択する必要があります（例えば、患者さんの自己決定を尊重するために特別な優遇措置をとったり、犯罪につながるような決定をしないなど）。

◆ **ステップ 4：最善のケアの選択**（行動の選択）

最後のステップでは、3 つ目のステップで列挙した行動から、最善のケアを選択します。最

善のケアといっても、それは「現時点で最も適切なケア」であり、あくまで現時点での合意であると考えられます。すなわち、「とりあえずの合意」です。具体的には次の点を検討します。

● 当事者の意思の尊重を確認
● 医療者の倫理的な合意形成（チームとしての行動決定：とりあえずの合意）
● 具体的な役割と次のステップの決定（継続的評価）

　倫理問題は単純な善悪の判断だけでは解決できない複雑な問題です。そのため、ステップ4で選択したケアが、必ずしもすべての関係者の満足を得られるわけではありません。そのため、ケアの継続的な評価を行い、選択したケアが患者さんや家族の意思や状況の変化に応じて適切かどうかを継続的に評価することが重要です。

◆ 4ステップモデルを導入するときの注意点
　4ステップモデルは、あくまでも1つのフレームワークです。具体的な判断を行う際には、状況や関係者の価値観などを十分に考慮し、慎重に判断を行うことが重要です。具体的な事例では以下の点に注意して活用するとよいでしょう。

①事例を多角的にとらえる
　倫理問題は、単一の視点からとらえると正しい判断を下すことができないことがあります。事例を多角的にとらえ、さまざまな視点から検討することが重要です。

②関係者の意見を尊重する
　倫理問題は、関係者の価値観が衝突することが多いものです。ファシリテーターは関係者の意見を丁寧に聞いていき、それぞれを尊重しながら、合意形成を図っていくことが重要です。

③倫理原則（倫理綱領も含む）を参照する
　倫理原則を参照することは、倫理問題の明確化にとても役立ちます。今、現実にどのような倫理問題が起きているかを確認するために活用してください。しかし、原理原則のみにとらわれすぎると、むしろ硬直した決定にしかならない点に注意が必要です。ケアの倫理では、患者さんの個別性や状況を十分に考慮することが重要となります。そのため、倫理原則を参照しつつも、柔軟な判断を行うことが求められます。

【参考文献】
・サラ・T・フライ，メガン-ジェーン・ジョンストン，片田範子，山本あい子訳：看護実践の倫理－倫理的意思決定のためのガイド．2，日本看護協会出版会，2010．
・小西恵美子編：看護倫理－よい看護・よい看護師への道しるべ．120-127，南江堂，2012．
・小西恵美子編：看護倫理－よい看護・よい看護師への道しるべ．改訂第3版．135-143，南江堂，2021．
・小林真朝，宮﨑紀枝，酒井昌子：誌上事例検討会－4ステップモデルを使ってグループワークをしてみましょう．保健師ジャーナル，64（2），154-163，2008．
・日本精神科看護技術協会編：精神科看護者のための倫理事例集．61-62，日本精神科看護協会，2011．

4ステップ事例検討シート

ステップI：全体状況の把握（関係者、問題状況、治療上・看護上の問題など）

ステップ2：関係者の価値観の確認（大切にしていること・思い、関連法規・制度、倫理綱領・倫理原則）

　看護者の第一義的な責任の対象：

ステップ3：価値観に基づく行動の列挙

（価値観に基づいた行動の選択肢、結果の波及効果、社会利益への配慮など）

行動の選択肢		波及効果
A案		欠点	
		利点	
B案		欠点	
		利点	
C案		欠点	
		利点	
D案		欠点	
		利点	
他			

ステップ4：最善のケアの選択（ステップ3の中から全体の合意内容はなにか、誰が何をどのように行うか、次回検討時期、日時など）

小西恵美子編：看護倫理－よい看護・よい看護師への道しるべ．120-127，南江堂，2012．を参考に作成

⑤ 虐待のない看護現場であるために

①虐待防止の観点で病院文化・組織倫理を点検する

　患者さんの「人」としての尊厳を尊重し、人権意識を喚起する研修を実施すれば虐待は防げるか——端的にいって、個人の倫理的感受性の向上に焦点を当てたこのような研修のみでは、虐待を防ぐのは困難だと思います。人は、感情的になり、暴発することもあるからです。「人は誤る」を前提にすることで、医療安全は個人責任から組織責任へとシフトしてきました。それと同様、虐待防止においても組織文化・組織倫理の側面からの議論を深める必要があります。

　もちろん、「個人責任」は無視できません。一昔前に比べると虐待への世間の目は厳しくなっていますし、職場の対応も、格段に厳しくなってきていると感じます。厳しく個人責任を問うことが、虐待発生に抑制的な効果を生んでいることは確かでしょう。組織を構成しているのは個人です。倫理は個人によって組織に持ち込まれ、組織文化・倫理となり、構成員に影響を与えます。虐待防止や倫理問題は組織と個人の相互作用として考える必要があります。

　どの精神科病院でも虐待が起こり得ると考えるのであれば、組織に潜在した虐待のリスクを点検し、意識化する必要があります。困難事例の検討、業務カンファレンス等、特に虐待防止をテーマにした話し合いでなくても、看護師一人ひとりが臨床場面を倫理的観点から振り返り、組織倫理を点検することが必要です。業務カンファレンスのはずでも、倫理的問題に行き着くことがありますし、倫理がテーマのカンファレンスでも、解決は業務改善で、ということもあります。ケースカンファレンスでも、新たなケアプランが倫理的であるかどうかが問われることもあります。倫理は看護のどの場面にもありますが、それとして意識することでしか見えてこないのです。

　人は邪悪にも善良にもなり得るという危ういバランスの上で行動しています。邪悪になるのを抑止し虐待を阻止する方向に向かわせるのが人間性といわれるものでしょう。人間性が発揮され、善良な行動が展開されるのは、そのような組織文化があってのことだと思います。

　組織文化によっては、人間性が阻害され人間の邪悪な側面が露わになってしまうことがあります。

　以下、組織倫理を点検する際、どのような問いを立てたらよいか、整理してみます（日精看ニュース 2017 年 3 月号を改変）。

◆　患者さんの尊厳が損なわれていないかを第三者の目で点検しているか

　虐待のない看護現場であるためには、病棟に暴力の芽になるような雰囲気がないかどうかの点検が必要です。患者さんの「人」としての尊厳が損なわれていないかをめぐる組織倫理の点検です。しかし、倫理的問題は、その視点から考えようとすることでしか見えてきません。

　例えば、環境。臭気があり汚れた、貧しい病棟環境は、そこで生活し療養する人の自尊心を傷つけます。清潔な心地よい環境が用意されていれば、人はそれだけ関心をもってもらえている、大切にされていると感じます。このように考えると、快適な環境の維持は人の尊厳にかかわるという側面があるのですから、療養環境問題として浮かび上がった倫理問題ともいえま

す。

　暴力のない看護現場であるためには、個人の倫理感覚が問われるのはいうまでもありません。個人の倫理は、その所属する看護現場の組織倫理を反映しています。確固とした組織倫理が行き渡っていないと、個人の倫理感覚も育たないといえます。しかし、その病院や病棟に適応してしまっている管理者やスタッフには、所属する場の倫理状況は見えません。第三者からすると疑問に思えることが、暗黙の病棟ルールとして日常化していることがあります。組織倫理を点検するには、新しいスタッフ、実習生等の第三者が何を感じたかを手がかりにするしかありません。いうまでもなく、患者さんや家族の声なき声を含む声に耳を傾けることが最も重要ですし、組織倫理点検の原点です。

◆　家族的親密感のもつ危うさを自覚しているか
　長期の入院により患者さんと看護師の間には親密な関係ができ、距離が取れなくなることがあります。愛称で呼び、服装にも無頓着、感情を露わにしたやり取りが日常化した家族のような親密さが支配的な病棟では、患者さんは社会性をなくし、暴力沙汰も起きます。看護師のなかにも、言葉が荒く粗野な対応をとる者が出てきます。
　ケアは、時に他者を従わせる力をもちます。ケアする者に従順であれば、甘えも許される。ケアする側は他者をコントロールし支配することで満足感を得る。こうして、子どものようにふるまう患者さん、親のように諭し、従わせる看護師という関係が疑問をもたれることもなく続いていく…。このような、本来あるべき適切な自他の距離が取れない関係は、虐待を誘発します。付き合いの長い長期入院の患者さんとの間には、距離が近いがゆえの暴力が起きがちであることを意識しておく必要があります。
　自律性の回復を目指したケアといいつつも、援助者は知らず知らずのうちに患者さんをコントロールしていることがあります。権威勾配や情報の非対称性は自覚されないまま、形式的な対等性に支えられてケアが成り立っているがゆえに、インフォームドコンセント、それの発展した形態である自己決定支援が必要とされているのです。
　患者さんの生きづらさを共有して、その解消に看護師、患者さん、双方がパートナーシップをもって取り組むことが求められます。しかし、このような理念を旨としたケアのつもりでも、援助者主導から抜け出るには、援助者のコントロール（支配）欲求の自己吟味を心がけなければならないと思います。

◆　虐待の素地となる無力感、疲弊感、徒労感の解消に努めているか
　高齢者施設や精神科病院の慢性期病棟などでの長期入所・入院者への虐待が断続的に報道されています。長期の入院となっている患者さんのなかには、そのケアに苦慮する人もいることは確かです。例えば、対人関係が未熟で他の患者さんとのトラブルが繰り返される、基本的なセルフケアが身につかない、いろいろ工夫しているつもりでも対処困難な事態が持続している——しかし、改善する見通しがもてず、展望のないままに漫然としたケアとなっている…。このようなことが虐待の素地の１つとなっていることはないでしょうか。
　退院のめどもないままルーティン化したケアが続くと、看護師は無力感、疲弊感、徒労感等、否定的な感情にさいなまれがちとなります。同じ問題が繰り返され、かかわろうとすると抵抗にあったり、暴力を受けたりすることも経験します。こうした事態では、看護師は屈辱感とともに怒りの感情が湧いてくることもあります。何らかの要因で感情をコントロールする力

が低下していると、怒りは暴力へ発展します。

　人は誰でも何らかの誇り、自尊心をもって生きています。しかし、時に患者さんのなかにそれが見出せないことがあります。患者さんが厄介者でしかなくなる瞬間です。患者さんのなかに回復可能性、成長の可能性、まともさが感じとれなくなるときは、我々もまた、精神科看護を社会的に意義のある仕事として考えられなくなっているときではないかと思います。このような看護師自身の誇りの喪失、仕事への熱意の喪失は、虐待の一歩手前、といえそうです。

　ケアの困難さは、第一義的には治療・看護方針やスタッフの対応によると考える必要があります。他職種を交えたケースカンファレンス等で患者理解を深め、新たな方針、対応を検討することで、展望を見出していくしかないと思います。

◆　スタッフの心身の健康に注意を払っているか

　航空機のパイロット、プロの運転手等は、仕事に入る前にアルコール検知、体調の確認など心身のチェックを受けます。看護師も体調を整えて仕事に臨まないと、医療事故を起こすリスクが高くなります。虐待問題でも同様でしょう。特に夜勤では、勤務前、勤務中の仮眠の有無によって注意力、感情をコントロールする力などに影響が出てくるのは容易に想像できます。

　統合失調症の幻聴の誘因になるといわれる「不眠」「疲労」「不安」「孤立」。この４つの要因は、統合失調症者に限らず、誰にとっても心身を健康に保つために避けなければならないと考えるべきです。「不眠」「疲労」とならないよう身体への配慮を怠らないこと。「不安」は、他者の力も借りて軽減し精神面の安定をはかること。病棟のなかで「孤立」しない、「孤立」させないよう本人も周囲も努力すること。このように、４つの要因を意識した対処で、いらだち、キレやすさなどの感情をコントロールする力の減退は抑えられる可能性があります。

　看護労働の精神的負担の様相は、他の医療専門職とは異なります。医師やソーシャルワーカーの面接の時間、心理職の心理検査の時間、作業療法士のプログラム活動時間などは、いずれも時間や場所が限定されています。

　一方、看護師は、勤務時間のほとんどが濃淡があるとはいえ患者さんとかかわり、あるいは先を見通して起こり得る事態に備える時間です。精神科の急性期系病棟での業務調査では、「見守り」と表現するしかない業務が相当時間を占めたという報告がありました。一人の患者さんのケアにあたっていると思えても、実は他の患者さんを目の端に入れ、あるいは病棟全体に注意を払いつつ「見守って」いるわけです。この緊張感、精神的負担は、対象者の生活全般にかかわる精神科看護師に特有のものでしょう。長期入院者の退院促進が言われ続け、救急・急性期系の病床が増えている現在、看護師の精神的・身体的疲弊や感情管理にもっと関心が払われてよいと思います。

◆　虐待のヒヤリ・ハットな事態に敏感に対応しているか

　暴言・暴力的な対応に至らない事態ではあっても、看護師が怒りを抑えられなくなった状況には、精神的・身体的虐待リスクが潜在しています。それは、医療安全でいえば、ヒヤリ・ハットな事態といえます。その状況を看護師、患者さん、患者―看護師関係、臨床状況等の切り口で検討することで、虐待の芽を摘む組織的な取り組みのヒントが得られるのではないでしょうか。そのためには、率直な話し合いのできる風通しのよい職場環境が必要です。

　虐待問題の背景にある潜在した組織エラーの要因を取り除く方策には、どのようなものがあるでしょうか。まず頭に浮かぶのは、興奮・暴力状態となりやすい患者さんへの対応の検討・

共有や、保護室管理についてのマニュアルの整備です。対応した看護師が感情的になっても自分自身をディエスカレートするには、組織としてどのような対応が可能かという課題もあります。複数対応を原則とし、一人が感情的になっても他のスタッフが患者さん、看護師双方に鎮静化させるように働きかけられれば、エスカレーションは防げるはずですが、2人勤務の夜勤ではどうするか等、さまざまな場面が想像され、マニュアル化していくことは容易ではありません。

◆ 「観客」「傍観者」の存在を許さない組織であるか

　前述の通り、虐待は組織的な対応で予防することを基本とするべきです。その際、いじめ問題でいわれるように、見て見ぬふりをする「傍観者」、虐待を助長させる「観客」の存在に着目する必要があります。このような存在が許される病棟では、組織にとってもスタッフ個人にとっても取り返しのつかない事態が生じるリスクが高まると考えなければならないでしょう。

　権利擁護者としての看護師が強調されますが、「傍観者」はその役割を放棄しています。自らが巻き込まれ矢面に立つこともいとわない勇気がないと、「傍観者」としての立ち位置から抜け出せません。

　暗黙のうちに、男性の看護師に病棟の秩序維持を過剰に期待するような言動を日常的に行っているのが「観客」です。このような「観客」のいる病棟は、虐待の起きやすい土壌をつくります。「観客」は積極的に暴力をあおっているといえます。

◆ 冷静に判断ができるための対処法を学んでいるか

　アルコール・薬物などの物質使用障害患者さんのワークブックに、それらの摂取欲求が出てきたときにどのように対処するかが紹介されています（思考ストップのテクニック等）。これらはアンガーマネジメントの手法とほぼ同じです。その1つに「輪ゴムパッチン」があります。摂取欲求が出てきたとき、手首に巻いた輪ゴムをはじいて自分自身に「ストップ」といって気持ちを切り替えるのです。怒りが湧いてきたとき、同様な方法で意識的に感情をコントロールできる可能性があります。

　また、認知行動療法の自己教示を用いて怒りを抑える方法もあります。アメリカでは、警察官のストレスコントロールの手法として用いられたこともあるようです。しかし、これらの手法は、怒りの感情が湧き出ていることを感じ取り、冷静になろうとするゆとりがあって初めて用いることができる方法です。CVPPP（包括的暴力防止プログラム）にしてもそうですが、危機場面でいかに冷静でいられるかが問われます。模擬場面を体験することで、どう行動すべきかの見通しが頭に浮かび、冷静に判断できるようになる可能性はありますが、数秒ともいわれる破壊的感情をコントロールするのが困難なときもあるのが現実でしょう。

◆ 密室性を解消するよう努力しているか

　密室性の問題もよく指摘されます。他者の目を意識せずにすむ空間が密室です。保護室など他者の目の届きにくい場所で不祥事は起こりがちです。感情をコントロールできなくなった加害者に他者の目を意識させる方策はあるでしょうか。監視カメラの設置や投書箱の設置等はある程度有効かもしれません。2024（令和6）年4月施行の改正精神保健福祉法の虐待通報制度や入院者訪問支援事業には虐待抑止効果が期待できます。しかし、これまで行動制限基準（処遇の基準）、行動制限最小化委員会等の権利擁護のための施策は、次々に形骸化してきまし

た。どのような制度であれ、時間の経過とともに形骸化するものなのかもしれません。制度の本来の趣旨を再確認し、実施状況をチェックする仕組みが病院内外に必要です。

②虐待の事前防止、危機介入、事後対応

　以上、問いを立てて考えてきたことを一次予防、二次予防、三次予防として整理すると、表4のようになります。これらのことは、病院、病棟管理者のリーダーシップと、管理者とスタッフ、スタッフ同士が率直に話し合える雰囲気があって初めて実現できることです。

　「師長は病棟の演出家」といわれるように、特に病棟管理者の姿勢は、その病棟のものの考え方や雰囲気に大きく影響を与えます。虐待防止にとっても看護師長のリーダーシップは最も重要です。

表4 虐待の事前防止、危機介入、事後対応

【プリベンション（一次予防）】
1.「先の見通せない」患者さんへの対応の組織的検討 2.「傍観者」「観客」を生じさせない風通しのよい人間関係・職場環境の構築と維持 3. 虐待の芽に注意を払い、適切な対応を心がける管理者の姿勢 4. 夜勤者の仮眠、休憩等の保障等、体調管理、メンタルヘルスへの組織の配慮と個人の自己管理 5. アンガーマネジメント、CVPPP、看護倫理等をテーマとした研修の実施 6. 密室性解消への努力
【インターベンション（二次予防）】
1. 自己の感情に気づき、怒りをコントロールする（ディエスカレーション） 2. 居合わせた人は、当事者が冷静さを取り戻せるよう配慮する
【ポストベンション（三次予防）】
1. 経過の振り返りと当事者への適切な対応 2. 当該患者さんの処遇に関する検討

【参考文献】
・吉浜文洋：暴力のない看護現場であるために　この20年余考えてきたこと．精神科看護，50（6），4-14，2023.
・吉浜文洋：法令遵守という観点から権利擁護を考える．精神科看護，50（9），9-15，2023.
・吉浜文洋：連続発生している精神科病院に関連した事件を振り返る．精神科看護，11（4），48-58，2008.
・吉浜文洋：精神科看護者が日常的に出会う倫理問題　自尊心を大切にする関わり（前半）．精神科看護，38（11），82-95，2011.
・吉浜文洋：精神科看護者が日常的に出会う倫理問題　自尊心を大切にする関わり（後半）．精神科看護，38（12），75-88，2011.
・吉浜文洋：ケアと表裏一体をなす支配（コントロール）欲求をめぐって．精神科看護，51（2），4-12，2024.

　ここでは、看護倫理をより理解するため、また、倫理観をさらに養うために知っておいたほうがよい代表的なキーワードを紹介します。

キーワード

●アカウンタビリティ
医療では、患者さんに行われる治療や医療サービスについて、患者さんや家族等に対して行う説明責任のことを指す。

●アサーティブ
片方だけが意見を押し通すのではなく、相手を尊重しながら自分の権利も尊重して、自己表現すること。

●アドヒアランス
患者さんが治療方針の決定に賛同し、積極的に治療を受けること。

●アドボケイト
アドボカシーとは権利擁護・代弁などの意味をもつ言葉であり、アドボケイトは人がもつ権利をさまざまな理由で行使できない状況にある人に代わって、権利を代弁したり擁護したりする擁護者（代弁者）のこと。

●インフォームドコンセント
治療や病状について、患者さん本人や家族が必要な情報の提供を受け、理解したうえで、患者さんが受ける治療やケアに同意（または選択）すること。

●オプトアウト
個人情報の第三者提供に関して、あらかじめ取り扱う情報について通知または公開し、可能な限り個人（患者さん）の拒否する権利を保障すること。

●公共の福祉
公共の福祉とは社会全体の共通の利益であり、人権相互間の矛盾・衝突を調整するための原理のことで、日本国憲法のなかで用いられている。すべての人権に必然的に内在するものであるとされ、その制約の程度については、人権の性質によって異なるため調整が必要となる。

●合理的配慮
障害があってもなくても、同じように人権が保障され、社会生活において平等に参加できるよう、それぞれの障害特性、困りごと、障壁を取り除くために調整や変更を行うこと。

●コ・プロダクション
共同創造とも訳され、医療者と患者さん（クライエント）が対等な関係のなかで意見を出し合い、必要な医療サービスやケアのあり方を考え、共に取り組むことを意味する概念。

●コンパッション
他者の苦しみや不運に対する強い同情と悲しみ、そしてその人たちを助けたいと自然に湧き起こってくる感情のこと。

●情報リテラシー
さまざまな情報を、自己の目的に適合するように適切に活用できる基礎能力のこと。

●スティグマ
精神障害など個人のもつ特徴に対して、周囲から間違った認識や否定的な意味づけをされ、不当な扱いを受けること。

●ストレングスモデル

人がもつ夢や希望の実現に役立つ「ストレング
ス（強み）」を活用して生活を支援する技法。
ストレングスには、その人の「特性、技能、才
能、能力、環境、関心、願望、希望」の８つ
があり、これらはあらゆる人がもっているとさ
れる。

●セルフケア

個人が生命や健康を維持するために、日常生活
のなかで自分自身のために積極的に行う実践活
動のこと。

●ソーシャルインクルージョン

社会的包摂とも訳され、誰もが社会から排除さ
れることなく、社会に参画する機会をもつこ
と、共に生きていくこと。

●道徳的感受性

他者を気遣うときに体験する、相手に向ける純
粋な関心であり、相手の立場に立つということ
に留まらない潜在能力を指す。

●トラウマ・インフォームド・ケア

トラウマの影響や対応方法などの知識に基づ
き、個人が受けたトラウマの影響を理解し、対
象者や支援者へ関心・配慮・注意を向けたケア
を行うこと。

●ノーマライゼーション

障がい者と健常者とは、お互いが特別に区別さ
れることなく社会生活を共にすることが正常な
社会であるという考え方。

●パターナリズム

父権主義とも訳され、強い立場にある者が弱い
立場の者の意思に反して、弱い立場の者の利益
になるという理由から、その個人の自律性を制
限する干渉を行うこと。

●バルネラブル

何かしらの要因（環境や病気など）に伴い、傷

つきやすい、脆弱な状況に置かれていることな
どを指す言葉。

●ベネフィットとリスク

患者さんに対して治療やサービスを適用したと
きの効果（ベネフィット）と有害事象（リス
ク）のこと。

●マルトリートメント

虐待だけでなく、子どものこころと身体の成
長・発達を妨げる大人の不適切な子育てのこ
と。

●リカバリー

障害があっても充実し生産的な生活を送ること
ができるようになる過程や能力を指し、リカバ
リーに必要な要素としては、自分の人生に希望
を取り戻し、人生の動機や意味を見出し、主体
的に生活を続けていくことなどがあげられる。

●リテラシー

特定の分野における知識や能力およびそれらを
発揮する力のこと。情報リテラシー、ヘルスリ
テラシーなど。

●リビングウィル

生前の意思のことで、病気などで意思表示がで
きなくなったときに備え、本人の希望をあらか
じめ書き残しておくこと（事前指示書）。

●倫理的感受性

倫理的問題への気づきや問題の明確な理解およ
び問題に立ち向かおうとすることを総合した能
力を指す。倫理理論や倫理原則の知識を有して
いるという前提に立っているものである。

●レスポンシビリティ

上司（医師、管理者など）から指示された業務
をきちんと遂行する義務のことを指す（業務遂
行責任）。

索　引

編集・執筆者一覧

編集
　一般社団法人日本精神科看護協会

編集委員（五十音順）
　吉川隆博（きっかわ・たかひろ）
　　東海大学医学部看護学科教授、一般社団法人日本精神科看護協会会長
　草地仁史（くさち・ひとし）※編集代表
　　一般社団法人日本精神科看護協会業務執行理事（政策企画局局長）
　中庭良枝（なかにわ・よしえ）
　　一般社団法人日本精神科看護協会業務執行理事（事務局本部長）

執筆（五十音順）
　明間正人（あけま・まさと）……………………………………第3部 Case7・19・20
　　飯塚病院院長補佐兼看護部長、一般社団法人日本精神科看護協会理事、精神看護専門看護師
　遠藤太（えんどう・ふとし）…………………………第3部 Case2・6・16、第4部4
　　岩手医科大学看護学部教授
　岡本典子（おかもと・みちこ）…………………第3部 Case24・25・28・32・34
　　訪問看護ステーションスマイルリラ
　吉川隆博（きっかわ・たかひろ）………………第3部 Case10〜12・15・17
　　東海大学医学部看護学科教授、一般社団法人日本精神科看護協会会長
　草地仁史（くさち・ひとし）……第1部、第2部、第3部 Case3・13・18・22・29〜31・40、第4部1・2・6
　　一般社団法人日本精神科看護協会業務執行理事（政策企画局局長）
　中薗明子（なかぞの・めいこ）…………………………第3部 Case9・21・23
　　笹貫訪問看護ステーション愛の街在宅支援部長兼精神科統括看護部長、一般社団法人日本精神科看護協会副会長
　中庭良枝（なかにわ・よしえ）…………………第3部 Case1・4・5、第4部3
　　一般社団法人日本精神科看護協会業務執行理事（事務局本部長）
　長山豊（ながやま・ゆたか）……………………………………第3部 Case35〜39
　　金沢医科大学看護学部教授
　福田晶子（ふくだ・あきこ）………………第3部 Case8・14・26・27・33
　　JA三重厚生連松阪中央総合病院、精神科認定看護師
　吉浜文洋（よしはま・ふみひろ）……………………………………………第4部5
　　元・佛教大学保健医療技術学部看護学科教授

事例とワークで深める
精神科看護倫理実践テキスト
―看護の質を高め、より適切なケアにつなげる

2024 年 3 月 25 日　発行

編　集　一般社団法人日本精神科看護協会
発行者　荘村明彦
発行所　中央法規出版株式会社
　　　　〒 110-0016　東京都台東区台東 3-29-1　中央法規ビル
　　　　TEL 03-6387-3196
　　　　https://www.chuohoki.co.jp/

装　幀　澤田かおり（トシキ・ファーブル）
イラスト　坂本伊久子
印刷・製本　日本ハイコム株式会社

ISBN978-4-8243-0021-8
落丁本・乱丁本はお取り替えいたします
定価はカバーに表示してあります

本書の内容に関するご質問については，下記 URL から「お問い合わせフォーム」にご入力いただきますようお願いいたします。
https://www.chuohoki.co.jp/contact/

A021